Heiterkeit – die beste Medizin

Beim Lampenschein

Großdruckreihe

Verlag Habbel Regensburg

HEITERKEIT
die beste Medizin

Humorvolle Geschichten
von gestern und heute

Herausgegeben von
Eduard Dietl

Verlag Habbel Regensburg

CIP-Kurztitelaufnahme der Deutschen Bibliothek

Heiterkeit, die beste Medizin : humorvolle
Geschichten von gestern u. heute / hrsg. von
Eduard Dietl. – Regensburg : Habbel, 1979. –
  (Beim Lampenschein)
  ISBN 3-7748-0359-5

NE: Dietl, Eduard [Hrsg.]

ISSN 0341-6917
ISBN 3-7748-0359-5
© 1979 by Verlag Habbel Regensburg
Umschlag: Gisela Conrad Regensburg
Gesamtherstellung: Friedrich Pustet Regensburg
Printed in Germany 1979

Inhalt

Das fängt schon gut an!
Lausbubengeschichten

Ludwig Thoma: Besserung	11
Nikolaus	22
Mark Twain: gerechte Arbeitsverteilung	23
Ernst Eckstein: Der Besuch im Karzer	32
Eugen Roth: Technik	54

Blick lächelnd zurück
Heitere Geschichten aus vergangenen Tagen

Korfiz Holz: Verhängnisvoller Fettfleck	61
Roda Roda: Der gemütskranke Husar	67
Leo Slezak: Theatergeschichten	75

Exzellenzen lassen bitten
Von gekrönten und gescheiten Häuptern

Wilhelm Auffermann: Abraham a Santa Clara, der fröhliche Schwabe	87
Haydn und Mozart	91
Anekdote aus Karlsbad	92
Ludwig Richter: Künstler in Rom	95

Hermann Ulbricht-Hannibal: Aus dem alten München 98
Wilhelm von Scholz: Das Caruso-Gastspiel 99
Georg Albrechtskirchinger: Der schlagfertige Krenkl 103
Georg Albrechtskirchinger: Eine Schulvisitation ... 105

D' Leut sind halt Leut
Geschichten von Zuhause

Ludwig Thoma: Auf der Elektrischen 111
Kurt Tucholsky: Wo kommen die Löcher im Käse her –? 120
Hans Reimann: Panik in der Bergstraße 128
Joseph Schlicht: Das Zwangssüpplein 130
Hans Roth: Die Weihnachtsgans 133
Karl Heinrich Waggerl: Immer, wenn es Weihnacht wird 139

Wie der Schnabel gewachsen ist
Dialektgeschichten

Johann Andreas Schmeller: Macht des Verbotes (Oberbayern) 145
Friedrich Hussong: Schloßführung (Hessen) 146
Peter Freitag: Die Namensänderung (Sachsen) 150
Unterm schwäbischen Zwiebelturm (Schwaben) ... 155
Peter Rosegger: Der Regenschirm (Steiermark) ... 157
Joseph Schlicht: Gastarbeitergeschichte von Anno dazumal (Niederbayern) 159

Von solchen, die es faustdick hinter den Ohren haben
Schelmengeschichten

Johann Peter Hebel: Der Zahnarzt 165
Fritz von Ostini: Alte Sachen 169
Die Bahnschranke 174
Dackelgeschichte I 176
Sigismund von Radecki: Die Geschichte von den sechs Rasiermessern 17
Die Weisheit der Kutscher 180
Giovanni Guareski: Rivalen 182

Unseres lieben Herrgotts großer Tiergarten
Von drolligen Käuzen

Manfred Kyber: Professor Bohrloch 195
Dackelgeschichte II 200
Ludwig Ganghofer: Egidius Trumpf, der Urmensch 202
Das Lebkuchenherz 218
Ernst Heimeran: Singen 220
Das Schaffel 239

Lächelnd geht's leichter
Humor als Medizin genommen

Max Peinkofer: Die beste Medizin 245
August Leiß: Das Preisrätsel 253
Die Rigifahrt 257
Konrad Lorenz Der Zaun 260
Joseph Roth: Kaisermanöver 262

Quellenangaben 269

Das fängt schon gut an!

Lausbubengeschichten

Darin liegt das Berückende an Kindern, daß mit jedem von ihnen alle Dinge neu geschaffen werden, und daß das Weltall auf die Probe gestellt wird.

Gilbert Keith Chesterton

Ludwig Thoma

Besserung

Wie ich in die Ostervakanz gefahren bin, hat die Tante Fanny gesagt: »Vielleicht kommen wir zum Besuch zu deiner Mutter. Sie hat uns so dringend eingeladen, daß wir sie nicht beleidigen dürfen.«
Und Onkel Pepi sagte, er weiß es nicht, ob es geht, weil er soviel Arbeit hat, aber er sieht es ein, daß er den Besuch nicht mehr hinausschieben darf. Ich fragte ihn, ob er nicht lieber im Sommer kommen will, jetzt ist es noch so kalt, und man weiß nicht, ob es nicht auf einmal schneit. Aber die Tante sagte: »Nein, deine Mutter muß böse werden, wir haben es schon so oft versprochen.«
Ich weiß aber schon, warum sie kommen wollen; weil wir auf Ostern das Geräucherte haben und Eier und Kaffeekuchen, und Onkel Pepi ißt so furchtbar viel. Daheim darf er nicht so, weil Tante Fanny gleich sagt, ob er nicht an sein Kind denkt. Sie haben mich an den Postomnibus begleitet, und Onkel Pepi hat freundlich getan und hat gesagt, es ist auch gut für mich, wenn er kommt, daß er den Aufruhr beschwichtigen kann über mein Zeugnis.

Es ist wahr, daß es furchtbar schlecht gewesen ist, aber ich finde schon etwas zum Ausreden. Dazu brauche ich ihn nicht.

Ich habe mich geärgert, daß sie mich begleitet haben, weil ich mir Zigarren kaufen wollte für die Heimreise, und jetzt konnte ich nicht. Der Fritz war aber im Omnibus und hat zu mir gesagt, daß er genug hat, und wenn es nicht reicht, können wir im Bahnhof in Mühldorf noch Zigarren kaufen.

Im Omnibus haben wir nicht rauchen dürfen, weil der Oberamtsrichter Zirngiebel mit seinem Heinrich darin war, und wir haben gewußt, daß er ein Freund vom Rektor ist und ihm alles verschuftet.

Der Heinrich hat ihm gleich gesagt, wer wir sind. Er hat es ihm ins Ohr gewispert, und ich habe gehört, wie er bei meinem Namen gesagt hat: »Er ist der Letzte in unserer Klasse und hat in der Religion auch einen Vierer.«

Da hat mich der Oberamtsrichter angeschaut, als wenn ich aus einer Menagerie bin, und auf einmal hat er zu mir und zum Fritz gesagt:

»Nun, ihr Jungens, gebt mir einmal eure Zeugnisse, daß ich sie mit dem Heinrich dem seinigen vergleichen kann.«

Ich sagte, daß ich es im Koffer habe, und er liegt auf dem Dache vom Omnibus. Da hat er gelacht und hat gesagt, er kennt das schon. Ein gutes Zeugnis hat man immer in der Tasche. Alle Leute im Omnibus haben gelacht, und ich und der Fritz haben uns furchtbar geärgert, bis wir in Mühldorf ausgestiegen sind.

Der Fritz sagte, es reut ihn, daß er nicht gesagt hat, bloß die Handwerksburschen müssen dem Gendarm ihr Zeugnis hergeben. Aber es war schon zu spät. Wir haben im Bahnhof Bier getrunken, da sind wir wieder lustig geworden und sind in die Eisenbahn eingestiegen.

Wir haben vom Kondukteur ein Rauchcoupé verlangt und sind in eines gekommen, wo schon Leute darin waren. Ein dicker Mann ist am Fenster gesessen, und an seiner Uhrkette war ein großes, silbernes Pferd.

Wenn er gehustet hat, ist das Pferd auf seinem Bauch getanzt und hat gescheppert. Auf der anderen Bank ist ein kleiner Mann gesessen mit einer Brille, und er hat immer zu dem Dicken gesagt, Herr Landrat, und der Dicke hat zu ihm gesagt, Herr Lehrer. Wir haben es aber auch so gemerkt, daß er ein Lehrer ist, weil er seine Haare nicht geschnitten gehabt hat.

Wie der Zug gegangen ist, hat der Fritz eine Zigarre angezündet und den Rauch auf die Decke geblasen, und ich habe es auch so gemacht.

Eine Frau ist neben mir gewesen, die ist weggerückt und hat mich angeschaut, und in der anderen Abteilung sind die Leute aufgestanden und haben herübergeschaut. Wir haben uns furchtbar gefreut, daß sie alle so erstaunt sind, und der

Fritz hat recht laut gesagt, er muß von dieser Zigarre fünf Kisten bestellen, weil sie so gut ist.

Da sagte der dicke Mann: »Bravo, so wachst die Jugend her«, und der Lehrer sagte, es sei kein Wunder, was man lesen muß, wenn man die verrohte Jugend sieht.

Wir haben getan, als wenn es uns nichts angeht, und die Frau ist immer weitergerückt, weil ich soviel ausgespuckt habe. Der Lehrer hat so giftig geschaut, daß wir uns haben ärgern müssen, und der Fritz sagte, ob ich weiß, woher es kommt, daß die Schüler in der ersten Lateinklasse so schlechte Fortschritte machen, und er glaubt, daß die Volksschulen immer schlechter werden. Da hat der Lehrer furchtbar gehustet, und der Dicke hat gesagt, ob es heute kein Mittel nicht mehr gibt für freche Lausbuben.

Der Lehrer sagte, man darf es nicht mehr anwenden wegen der falschen Humanität, und weil man gestraft wird, wenn man einen bloß ein bißchen auf den Kopf haut.

Alle Leute im Wagen haben gebrummt: »Das ist wahr«, und die Frau neben mir hat gesagt, daß die Eltern dankbar sein müssen, wenn man solchen Burschen ihr Sitzleder verhaut. Und da haben wieder alle gebrummt, und ein großer Mann in der anderen Abteilung ist aufgestanden und hat mit einem tiefen Baß gesagt: »Leider, leider gibt es keine vernünftigen Öltern nicht mehr.«

Der Fritz hat sich gar nichts daraus gemacht und

hat mich mit dem Fuß gestoßen, daß ich auch lustig sein soll. Er hat einen blauen Zwicker aus der Tasche genommen und hat ihn aufgesetzt und hat alle Leute angeschaut und hat den Rauch durch die Nase gehen lassen.

Bei der nächsten Station haben wir uns Bier gekauft und wir haben es schnell ausgetrunken. Dann haben wir die Gläser zum Fenster hinausgeschmissen, ob wir vielleicht einen Bahnwärter treffen.

Da schrie der große Mann: »Diese Burschen muß man züchtigen«, und der Lehrer schrie: »Ruhe, sonst bekommt ihr ein paar Ohrfeigen!« Der Fritz sagte: »Sie können's schon probieren, wenn Sie eine Schneid haben.« Da hat sich der Lehrer nicht getraut, und er hat gesagt: »Man darf keinen mehr auf den Kopf hauen, sonst wird man selbst gestraft.« Und der große Mann sagte: »Lassen Sie es gehen, ich werde diese Burschen schon kriegen.«

Er hat das Fenster aufgemacht und hat gebrüllt: »Konduktör, Konduktör!«

Der Zug hat gerade gehalten, und der Kondukteur ist gelaufen, als wenn es brennt. Er fragte, was es gibt, und der große Mann sagte: »Die Burschen haben Biergläser zum Fenster hinausgeworfen. Sie müssen arretiert werden.«

Aber der Kondukteur war zornig, weil er gemeint hat, es ist ein Unglück geschehen, und es war gar nichts.

Er sagte zu dem Mann: »Deswegen brauchen Sie doch keinen solchen Spektakel nicht zu machen.« Und zu uns hat er gesagt: »Sie dürfen es nicht tun, meine Herren.« Das hat mich gefreut, und ich sagte: »Entschuldigen Sie, Herr Oberkondukteur, wir haben nicht gewußt, wo wir die Gläser hinstellen müssen, aber wir schmeißen jetzt kein Glas nicht mehr hinaus.« Der Fritz fragte ihn, ob er keine Zigarre nicht will, aber er sagte, nein, weil er keine so starken nicht raucht.

Dann ist er wieder gegangen, und der große Mann hat sich hingesetzt und hat gesagt, er glaubt, der Kondukteur ist ein Preuße. Alle Leute haben wieder gebrummt, und der Lehrer sagte immer: »Herr Landrat, ich muß mich furchtbar zurückhalten, aber man darf keinen mehr auf den Kopf hauen.«

Wir sind weiter gefahren, und bei der nächsten Station haben wir uns wieder ein Bier gekauft. Wie ich es ausgetrunken habe, ist mir ganz schwindlig geworden, und es hat sich alles zu drehen angefangen. Ich habe den Kopf zum Fenster hinausgehalten, ob es mir nicht besser wird. Aber es ist mir nicht besser geworden, und ich habe mich stark zusammengenommen, weil ich glaubte, die Leute meinen sonst, ich kann das Rauchen nicht vertragen.

Es hat nichts mehr geholfen, und da habe ich geschwind meinen Hut genommen.

Die Frau ist aufgesprungen und hat geschrien, und alle Leute sind aufgestanden, und der Lehrer sagte: »Da haben wir es.« Und der große Mann sagte in der anderen Abteilung: »Das sind die Burschen, aus denen man die Anarchisten macht.«

Ich dachte, wenn ich wieder gesund werde, will ich nie mehr Zigarren rauchen und immer folgen und meiner lieben Mutter keinen Verdruß nicht mehr machen. Ich dachte, wieviel schöner möchte es sein, wenn es mir jetzt nicht schlecht wäre, und ich hätte ein gutes Zeugnis in der Tasche, als daß ich jetzt den Hut in der Hand habe, wo ich mich hineingebrochen habe.

Fritz sagte, er glaubt, daß es mir von einer Wurst schlecht geworden ist.

Er wollte mir helfen, daß die Leute glauben, ich bin ein Gewohnheitsraucher.

Aber es war mir nicht recht, daß er gelogen hat.

Ich war auf einmal ein braver Sohn und hatte einen Abscheu gegen die Lüge.

Ich versprach dem lieben Gott, daß ich keine Sünde nicht mehr tun wollte, wenn er mich wieder gesund werden läßt. Die Frau neben mir hat nicht gewußt, daß ich mich bessern will, und sie hat immer geschrien, wie lange sie den Gestank noch aushalten muß.

Da hat der Fritz den Hut aus meiner Hand genommen und hat ihn zum Fenster hinausgehalten und hat ihn ausgeleert. Es ist aber viel auf das Trittbrett gefallen, daß es geplatscht hat, und wie der Zug in der Station gehalten hat, ist der Expeditor hergelaufen und hat geschrien: »Wer ist die Sau gewesen? Herrgottsakrament, Kondukteur, was ist das für ein Saustall?«

Alle Leute sind an die Fenster gestürzt und haben hinausgeschaut, wo das schmutzige Trittbrett gewesen ist. Und der Kondukteur ist gekommen und hat es angeschaut und hat gebrüllt: »Wer war die Sau?«

Der große Herr sagte zu ihm: »Es ist der nämliche, der mit den Bierflaschen schmeißt, und Sie haben es ihm erlaubt.«

»Was ist das mit den Bierflaschen?« fragte der Expeditor.

»Sie sind ein gemeiner Mensch«, sagte der Kondukteur, »wenn Sie sagen, daß ich es erlaubt habe, daß er mit die Bierflaschen schmeißt.«

»Was bin ich?« fragte der große Herr.

»Sie sind ein gemeiner Lügner«, sagte der Kondukteur, »ich habe es nicht erlaubt.«

»Tun Sie nicht so schimpfen«, sagte der Expeditor, »wir müssen es mit Ruhe abmachen.«

Alle Leute im Wagen haben durcheinander geschrien, daß wir solche Lausbuben sind, und daß man uns arretieren muß. Am lautesten hat der Lehrer gebrüllt, und er hat immer gesagt, er ist selbst ein Schulmann. Ich habe nichts sagen können, weil mir so schlecht war, aber der Fritz

hat für mich geredet, und er hat den Expeditor gefragt, ob man arretiert werden muß, wenn man auf einem Bahnhof eine giftige Wurst kriegt. Zuletzt hat der Expeditor gesagt, daß ich nicht arretiert werde, aber daß das Trittbrett gereinigt wird, und ich muß es bezahlen. Es kostet eine Mark. Dann ist der Zug wieder gefahren, und ich habe immer den Kopf zum Fenster hinausgehalten, daß es mir besser wird.
In Endorf ist der Fritz ausgestiegen, und dann ist meine Station gekommen.
Meine Mutter und Ännchen waren auf dem Bahnhof und haben mich erwartet.
Es ist mir noch immer ein bißchen schlecht gewesen und ich habe so Kopfweh gehabt.
Da war ich froh, daß es schon Nacht war, weil man nicht gesehen hat, wie ich blaß bin. Meine Mutter hat mir einen Kuß gegeben und hat gleich gefragt: »Wo hast du deinen Hut, Ludwig?« Da habe ich gedacht, wie traurig sie sein möchten, wenn ich ihnen die Wahrheit sage, und ich habe gesagt, daß ich in Mühldorf eine giftige Wurst gegessen habe, und daß ich froh bin, wenn ich einen Kamillentee kriege.
Wir sind heimgegangen, und die Lampe hat im Wohnzimmer gebrannt, und der Tisch war gedeckt.
Unsere alte Köchin Theres ist hergelaufen, und wie sie mich gesehen hat, da hat sie gerufen: »Jesus Maria, wie schaut unser Bub aus? Das kommt

davon, weil Sie ihn so viel studieren lassen, Frau Oberförster.«

Meine Mutter sagte, daß ich etwas Unrechtes gegessen habe, und sie soll mir schnell einen Tee machen. Da ist die Theres geschwind in die Küche, und ich habe mich auf das Kanapee gesetzt.

Unser Bürschel ist immer an mich hinaufgesprungen und hat mich abschlecken gewollt. Und alle haben sich gefreut, daß ich da bin. Es ist mir ganz weich geworden, und wie mich meine liebe Mutter gefragt hat, ob ich brav gewesen bin, habe ich gesagt, ja, aber ich will noch viel braver werden.

Ich sagte, wie ich die giftige Wurst drunten hatte, ist mir eingefallen, daß ich vielleicht sterben muß, und daß die Leute meinen, es ist nicht schade darum. Da habe ich mir vorgenommen, daß ich jetzt anders werde und alles tue, was meiner Mutter Freude macht, und viel lerne und nie keine Strafe mehr heimbringe, daß sie alle auf mich stolz sind.

Ännchen schaute mich an und sagte: »Du hast gewiß ein furchtbar schlechtes Zeugnis heimgebracht, Ludwig?«

Aber meine Mutter hat es ihr verboten, daß sie mich ausspottet, und sie sagte: »Du sollst nicht so reden, Ännchen, wenn er doch krank war und sich vorgenommen hat, ein neues Leben zu beginnen. Er wird es schon halten und mir viele

Freude machen.« Da habe ich weinen müssen, und die alte Theres hat es auch gehört, daß ich vor meinem Tod solche Vorsätze genommen habe. Sie hat furchtbar laut geweint, und hat geschrien: »Es kommt von dem vielen Studieren, und sie machen unsern Buben noch kaputt.« Meine Mutter hat sie getröstet, weil sie gar nicht mehr aufgehört hat.
Da bin ich ins Bett gegangen, und es war so schön, wie ich darin gelegen bin. Meine Mutter hat noch bei der Türe hereingeleuchtet und hat gesagt: »Erhole dich recht gut, Kind.« Ich bin noch lange aufgewesen und habe gedacht, wie ich jetzt brav sein werde.

Nikolaus

Zwei Buben haben auf den Nikolaus gewartet. Der Maxl hat zum Peterl gemeint: »I möcht doch gar zu gern wissn, wer der Nikolaus ist. Denn daß der Nikolaus wirklich der Nikolaus ist, des is doch a alter Huat!« Der Peterl hat gesagt: »Moanst des krieg i net raus, wer den Nikolaus macht?« Der Maxl hat gezweifelt: »I glaubs net, daß das rauskriegst!« »Wett mer um drei Lebkuchen, wenn is rauskrieg?« hat der Peterl vorgeschlagen. »Gilt scho!« hat der Maxl zugestimmt. Der Nikolaus ist gekommen und hat seine brummige Ansprache in bärtigem Kellerbaß gehalten. Der Peterl aber hat vom Schreibtisch derweil einen Füllhalter genommen und hat damit laut auf den Tisch gehauen. Da hat der heilige Nikolaus seine Rede unterbrochen und hat gerufen: »Laß meinen Füllhalter liegen, sonst geht er kaputt!« »Jetzt krieg i drei Lebkuchen«, hat der Peterl gelacht, »der Vati is der Nikolaus.«

Mark Twain

Gerechte Arbeitsverteilung

Der Sonnabendmorgen brach an, und die ganze sommerliche Welt draußen war hell und klar und sprühte von Leben und Bewegung. Es sang und klang in jedem Herzen, und wem das Herz jung war, dem traten in Töne unversehens über die Lippen. Freude lag auf allen Gesichter, und die Schritte der Menschen schienen leichter beschwingt als sonst. Die Akazienbäume blühten und erfüllten die Luft mit ihrem Wohlgeruch. Da erschien Tom auf der Bildfläche. In der einen Hand trug er einen Eimer voll Tünche, in der andern einen langen Pinsel. Es überschaute den Gartenzaum, und da schien es ihm auf einmal, als wäre aller Glanz aus der Natur verschwunden. Über seiner Seele lag tiefe Schwermut. Fünfzehn Meter Zaunbreite und neun Fuß Höhe! – Fürwahr, das Leben war öde und das Dasein eine Last! Seufzend tauchte er den Pinsel in den Eimer, fuhr damit über die oberste Planke, einmal und noch einmal, verglich das winzige Stückchen des übertünchten Zaunes mit der unendlichen, noch nicht gestrichenen Fläche und – sank entmutigt auf einen Baumstumpf nieder.

In diesem Augenblick trat Jim singend aus dem Hoftor, um Wasser von der Dorfpumpe zu holen. Sonst war Tom dieses Wasserholen immer gründlich verhaßt gewesen, aber jetzt schien es ihm höchst verlockend. Er stellte sich vor, wieviel Gesellschaft man dort immer traf; Weiße und Mulatten, Niggerjungen und Niggermädchen lungerten dort stets herum und warteten, bis die Reihe an sie kam; da wurde getauscht und gehandelt, gezankt, gerauft und Unfug getrieben. Und er dachte daran, daß Jim niemals vor Ablauf einer Stunde mit seinem Eimer Wasser heimkam, trotzdem die Pumpe kaum hundert Schritte vom Hause entfernt war, und gewöhnlich mußte man ihn dann noch holen. Aus diesen Erwägungen heraus sagte er: »Du, Jim, ich will's Wasser besorgen, streich du mal indessen hier 'n bißchen an.« Aber Jim schüttelte energisch den schwarzen Wollkopf. »Kann nich, alte Misses sagen, ich sollen gehen Wasser holen. Sie sagen, Master Tom wohl werden Jim fragen, ob er anstreichen wollen, aber Jim sollen es ja nicht tun.« – »Ach, glaub doch nicht, was sie sagt, Jim. So redet sie doch immer. Her mit dem Eimer – ich bin ja gleich wieder da. Paß auf, sie merkt's gar nicht.« – »O nein, ich nicht dürfen, Master Tom. Alte Misses sagen, sie mir reißen Kopf ab, gewiß tut sie's.« – »Die? Die kriegt's ja gar nicht fertig, ordentlich zuzuhauen – sie fährt einem höchstens mit der Hand so'n bißchen über'n Kopf, und ich möcht' wissen, wer sich daraus was macht. Sie redet bloß immer vom Durchhauen, aber Reden tut nicht weh – das heißt – hm – wenn sie nur nicht immer dabei weinen würde. Du, Jim, ich schenk' dir 'ne Murmel.« Jim schwankte. »'ne Murmel, Jim – aus Glas? 'ne feine, sag' ich dir, guck mal.« – »Meine Güte, sein das eine wunderschöne Glasmurmel! Aber Master Tom, ich haben mächtiges Angst vor alte Misses.« Jedoch Jim war nur ein Mensch, diese Versuchung war zu stark für ihn. Er setzte den Eimer nieder, ergriff die Glasmurmel und – flog im nächsten Augenblick, als brenne seine Rückseite, nebst seinem Eimer die Straße hinunter, während Tom mit Feuereifer drauflos pinselte und Tante Polly sich stolz vom Schlachtfeld zurückzog, in der Hand den Pantoffel, im Auge blitzenden Triumph. Aber Toms Eifer hielt nicht lange vor. Er mußte fortwährend an all das Schöne denken, das er für heute geplant hatte, und sein Kummer nahm immer größere Dimensionen an. Bald würden die Jungens, die heute frei hatten, vorbeikommen auf ihren Wegen zu allen möglichen verlockenden Plätzen; und wie würden sie sich über ihn lustig machen, daß er heute daheimbleiben und arbeiten mußte! Dieser Gedanke brannte ihn wie Feuer. Er leerte seine Taschen und musterte seinen irdischen Besitz: zwei alte Federn, einen Bleistiftstumpf, Murmeln, Bindfaden – lauter Dinge, die höchstens dazu ausreichten, eine fertige Schulaufgabe einzuhandeln, die aber nie und nimmer genügen würden, sich damit auch nur eine halbe Stunde der ersehnten Freiheit zu erkaufen. Resigniert steckte er seine Schätze wieder ein und ließ endgültig den Gedanken fahren, bei dem einen oder dem andern Jungen Bestechungsversuche zu unternehmen. In diesem düstern, hoffnungslosen Augenblick kam ihm plötzlich ein Einfall – ein großer, wahrhaftig glänzender Einfall! Er nahm seinen Pinsel wieder auf und machte sich still und emsig an die Arbeit, denn dahinter sah er Ben Rogers auftauchen, gerade den, dessen Spott er am allermeisten fürchtete. Hopsend und springend näherte sich Ben, ein Beweis, daß er leichten Herzens und voll hochgespannter Erwartungen war. Er verschmauste einen Apfel und gab dabei ab und zu langgezogene, höchst melodische Heultöne von sich, denen er regelmäßig ein grunzendes Ding-dong-ding-ding-ding-ding folgen ließ – denn er war ein Dampfschiff. Als er näherkam, mäßigte er seine Geschwindigkeit, lenkte der Straßenmitte zu, wandte sich stark nach Steuerbord und glitt schließlich in majestätischem Bogen und mit gewichtiger Würde und Umständlichkeit zur Seite – stellte er doch nichts Geringeres vor als den ›Großen Missouri‹, dessen Tiefgang von neun Fuß er anschaulich zu verkörpern wußte. Er war alles zu gleicher Zeit: Dampfer und Kapitän, Mannschaft und Schiffsglocke, und zeigte sich dieser komplizierten Aufgabe durchaus gewachsen. Von der Kommandobrücke aus erteilte er geschäftig Befehle, die er ebenso geschäftig in höchsteigener Person ausführte. »Ha-alt! Klingelingeling!« Die Fahrt war zu Ende, und er legte langsam und vorsichtig am Ufer an. »Zurück! Klingelingeling! Tschu-tsch-tschu-u-tschtu!« Sein rechter Arm beschrieb mächtige Kreise, denn er hatte ein vierzig Fuß großes Rad darzustellen. »Backbord wenden! Klingelingeling! Tsch-tschuu-tschtsch.« Jetzt begann der linke Arm Kreise zu beschreiben. »Steuerbord stoppen! Klingelingeling! Ha-a-alt! Backbord stoppen! Langsam wenden! Klingelingeling! Tschu-uu-uu. Immer lustig, Jungs! Runter mit dem Tau dort! Na, wird's bald? So-o! Werft's um den Pfeiler! Anziehen! Ran an die Landungsbrücke! Maschine stoppen! Halt! Klingelingeling! Scht-scht-sch-scht!« (Die Dampfventile sind geöffnet.)

Tom pinselte unerschütterlich weiter, ohne den Dampfer eines Blickes zu würdigen. Ben hielt einen Augenblick verwundert an, dann grinste er: »Aha – Strafe, he?« Keine Antwort. Tom prüfte seinen letzten Strich mit dem Auge eines Künstlers, dann fuhr er mit dem Pinsel noch einmal elegant darüber hin, um mit ebenso kritischem Blick das Resultat von neuem zu überschauen. Ben pflanzte sich neben ihm auf. Tom wässerte der Mund nach dem Apfel, aber er schien ganz vertieft in seine Arbeit. »Hallo, alter Junge! Mußt wohl heute fest ran, was?« – »Du, ich geh' schwimmen! Willst du mit? Aber nee, du arbeitest ja lieber, was? Kann mir's lebhaft vorstellen!« Tom sah erstaunt auf. »Was verstehst du eigentlich unter arbeiten?« – »Na, ist das vielleicht keine Arbeit?« Tom tauchte seinen Pinsel ein und sagte nachlässig: »Vielleicht ist's 'ne Arbeit – vielleicht auch nicht! Ich weiß nur, daß es mir Spaß macht!« – »Nanu, du willst mir doch nicht einreden, daß du's zum Vergnügen tust?« Der Pinsel war ununterbrochen in Bewegung. »Zum Vergnügen? Ja, warum denn nicht? Meinst du vielleicht, 's gibt jeden Tag so'n Zaun anzustreichen?« Das ließ die Sache allerdings in ganz anderem Licht erscheinen. Ben hörte auf, an seinem Apfel zu knabbern, und Tom fuhr indessen mit seinem Pinsel schwungvoll auf und nieder, trat von Zeit zu Zeit zurück, um die Wirkung zu prüfen, tupfte hier und da verbessernd nach, überschaute den Eindruck von neuem, während Ben kein Auge von ihm wandte und alle seine Bewegungen mit fieberhaftem Interesse verfolgte. Endlich sagte er: »Du, laß mich doch mal 'n bißchen streichen.« Tom schien zu überlegen und nachgeben zu wollen, aber dann meinte er: »Nee, nee, 's geht nicht, Ben. Guck mal. Tante Polly ist furchtbar tiftelig mit diesem Zaun – so grade an der Straße, weißt du. Ja, wenn's der hintere wär', da wär's ihr ja egal und mir auch. Wirklich, du glaubst gar nicht, wie sie sich mit dem Zaun hat! Und 's ist verteufelt schwer, es richtig zu machen! Ich wett', daß unter tausend Jungs – was sag' ich – unter zweitausend vielleicht – nicht einer ist, der's richtig machen kann.« – »Wahrhaftig? Och du, laß mich doch bloß mal probieren! Nur 'n ganz kleines bißchen! Ich tät dich auch ranlassen, wenn ich du wär'.« – »Ben, ich würd's ja gern tun, – auf Ehre. Aber sieh mal, Tante Polly . . . Jim wollt's schon machen und Sid auch, aber die hat's absolut nicht erlaubt. Du mußt doch einsehn, daß ich die Verantwortung hab'? Wenn du nun den Zaun anmalst und 's passiert was dran und – – « – »Ach Quatsch! Ich kann's gerade so gut wie du! Man los, laß mich's mal versuchen! Hier hast du auch das Kernhaus von meinem Apfel – guck, 's is noch 'ne ganze Masse dran.« – »Na also . . . nee, Ben, lieber nicht, ich hab' solche Angst . . .« – »Hier geb' ich dir 'n ganzen Apfel –« Da reichte Tom ihm den Pinsel hin, Widerstreben im Antlitz, Frohlocken im Herzen. Und während der frühere Dampfer ›Big Missouri‹ in praller Sonne schweißtriefend drauflos pinselte, saß der vom Schauplatz abgetretene Künstler behaglich im Schatten auf einer Tonne, schlenkerte mit den Beinen, verzehrte mit Appetit seinen Apfel und spann listig Pläne, wie er noch mehr Opfer in die Falle locken könne. An Material war kein Mangel, jeden Augenblick strichen Jungens vorüber.

Sie kamen, um zu spotten, und blieben, um anzustreichen. Denn als Ben mit der Zeit müde wurde, hatte Tom schon einen günstigen Abschluß mit Billy Fischer gemacht, der ihm einen noch fast unbeschädigten Papierdrachen bot; und als der abtrat, erkaufte sich Johnny Miller dessen Rechte für eine tote Ratte nebst einer Schnur, um sie damit durch die Luft zu schleudern. Und so ging's weiter – stundenlang. Kaum war die Hälfte des Nachmittags verstrichen, als Tom, am Morgen noch ein armer, besitzloser Junge, sich buchstäblich in Reichtümern wälzen konnte. Außer den bereits erwähnten Dingen hatte er zwölf Murmeln eingeheimst, ferner das Mundstück einer Trompete, eine Scherbe von blauem Flaschenglas zum Durchgucken, eine Garnspule, einen verrosteten Schlüssel ohne Bart, ein Kreidestümpfchen, einen Glasstöpsel von einer Wasserflasche, einen Zinnsoldaten, ein paar Kaulquappen, fünf Feuerschlangen, eine einäugige junge Katze, einen Türgriff aus Messing, ein Hundehalsband – jetzt fehlte ihm nur noch ein Hund –, einen Messerstiel, die Schalen von vier Apfelsinen und einen alten, kaputten Fensterrahmen. Außerdem hatte er sich während der ganzen Zeit in angenehmer Gesellschaft famos unterhalten, dabei behaglich gefaulenzt und – der Zaun hatte nicht weniger als eine dreifache Schicht Farbe bekommen. Nur gut, daß schließlich die Tünche zu Ende ging, sonst hätte er unfehlbar sämtliche Jungens im Städtchen bankrott gemacht. Tom fand auf einmal die Welt gar nicht mehr so öde und traurig. Ohne es zu wissen, hatte er ein tief in der menschlichen Natur wurzelndes Gesetz entdeckt, die Triebfeder zu vielen, vielen Handlungen. Um nämlich einem Menschen – sei er nun erwachsen oder nicht – irgend etwas begehrenswert zu machen, brauchte man ihm dieses Etwas nur als recht schwer erreichbar hinzustellen. Wäre Tom ein tiefgründiger Philosoph gewesen wie zum Beispiel der Verfasser dieser Geschichte, so hätte er daraus gelernt, daß man unter ›Arbeit‹ alles versteht, was man tun muß, dagegen unter ›Vergnügen‹ das, was man aus freien Stücken unternimmt. Und es wäre ihm klar geworden, weshalb zum Beispiel das Anfertigen künstlicher Blumen und die Bedienung einer Tretmühle als ›Arbeit‹ gelten, während man Kegelschieben und die Besteigung des Montblanc allgemein als ein ›Vergnügen‹ bezeichnet.

Ernst Eckstein

Der Besuch im Karzer

Es schlug zwei. Der Direktor des Städtischen Gymnasiums, Dr. Samuel Heinzerling, wandelte mit der ihm eigenen Würde in den Schulhof und erklomm langsam die Stiege.
Auf der Treppe begegnete ihm der Pedell, der eben geläutet hatte und sich nun in seine Privatgemächer verfügen wollte, wo es allerlei häusliche Arbeiten zu erledigen gab.
»Äst nächts vorgefallen, Quaddler?« fragte der Direktor – den devoten Gruß des Vasallen durch ein souveränes Kopfnicken erwidernd.
»Nein, Herr Direktor.«
»Goot, so gähen Sä noch heute hinöber und erkondigen Sä säch, wä säch däse Angelägenheit verhält . . . Noch eins. Der Prämaner Rompf fehlt seit einigen Tagen. Verfögen Sä säch doch einmal in seine Wohnung ond öberzeugen Sä säch, ob er wärklich krank äst! Äch zweifle fast . . .«
»Entschuldigen Sie, Herr Direktor, der Rumpf ist wieder da; ich sah ihn vorhin über den Hof kommen.«
»Non, om so bässer!«

Der geneigte Leser verzeihe die eigentümliche Orthographie, mit der wir die geflügelten Worte des Gymnasialherrschers zu Papier bringen. Herr Dr. Samuel Heinzerling sprach allerdings nicht ganz so abnorm, als unsere Schreibweise vermuten lassen könnte; allein das deutsche Lautsystem gibt uns kein Mittel an die Hand, die spezifisch Heinzerlingsche Klangfarbe genauer zu versinnlichen. Solange unser armseliges Alphabet nicht eigene Zeichen für Zwitterlaute zwischen i und e, zwischen u und o usw. besitzt, solange wird der Historiograph, der sich mit Herrn Dr. Samuel Heinzerling beschäftigt, die von uns vorgeschlagene Rechtschreibung adoptieren müssen.

Der Herr Direktor sagte also: »Non, om so bässer!« und schritt über den langen Korridor den Pforten seiner Prima zu.

Samuel war heute ungewöhnlich frühe gekommen. In der Regel hielt er an der Theorie des akademischen Viertels fest. Diesmal hatte ihn ein häuslicher Zwist, über den wir aus begreiflicher Delikatesse den Schleier der Verschwiegenheit breiten, schon vor der Zeit aus dem behaglichen Sorgenstuhle getrieben, in welchem er seinen nachmittäglichen Kaffee zu schlürfen pflegte. Nur so erklärte es sich, daß die Primaner noch nicht daran gedacht hatten, nach Art der Gemsen ihre übliche Wache auszustellen.

Der Herr Direktor vernahm bereits auf dem Kor-

ridor einen Heidenlärm. Vierzig dröhnende Kehlen schrien »Bravo!« und »Da capo!«
Samuel runzelte die Stirn.
Jetzt verstummte das Chorgebrüll, und eine klare, schneidige Stimme begann in komischem Pathos:
»Non, wär wollen's för dösmal goot sein lassen. Sö haben säch wäder einmal nächt gehärig vorbereitet, Heppenheimer? Äch bän sähr onzufräden mät Ähnen! Sätzen Sä säch!«
Donnernder Applaus.
Der Direktor stand wie versteinert.
Bei den Göttern Griechenlands – das war *er selbst,* wie er leibte und lebte . . .! Ein wenig karikiert – aber doch so täuschend ähnlich, daß nur ein Kenner den Unterschied herausfühlen vermochte! Eine solche Blasphemie war denn doch – dem Sprichwort zum Trotze – noch nicht dagewesen! Ein Schüler erfrechte sich, ihn, den souveränen Beherrscher aller Gymnasialangelegenheiten, ihn, den Verfasser der »Lateinischen Grammatik für den Schulgebrauch, mit besonderer Rücksicht auf die oberen Klassen«, ihn, den renommierten Pädagogen, Ästhetiker und Kantianer, von der geweihten Höhe seines eigenen Katheders aus lächerlich zu machen! Proh pudor! Honos sit auribus! Das war ein Streich, wie er nur in der Seele des Erzspitzbuben Wilhelm Rumpf zur Reife gelangen konnte!
»Wollen Sä einmal etwas nähmen, Möricke, fuhr

die Stimme des pflichtvergessenen Schülers fort . . . »Was, Sä sänd onwohl? Gott, wenn mär jonge Leute in Ährem Alter sagen, sä sänd onwohl, so macht das einen sähr öblen Eindruck. Knebel, schreiben Sä einmal äns Tageboch: ›Möricke, zom Öbersätzen aufgefordert, war onwohl‹ . . .«
Jetzt vermochte der Direktor seine Entrüstung nicht länger zu bemeistern.
Mit einem energischen Ruck öffnete er die Türe und trat unter die erschrockenen Zöglinge wie der Leu unter die Gazellenherde.
Er hatte sich nicht getäuscht.
Es war in der Tat Wilhelm Rumpf, der größte Taugenichts der Klasse, der sich so frevelhaft an der Majestät vergangen hatte.
»Rompf!« sagte Samuel mit Fassung – »Rompf! Sä gähen mär zwei Tage än den Karzer. Knebel, schreiben Sä einmal äns Tageboch: – Rompf, wägen kändischen, onwördigen Benähmens mät zwei Tagen Karzer bestraft. – Heppenheimer, rofen Sä den Pedellen!«
»Aber Herr Direktor . . .!« stammelte Rumpf, indem er die Papierbrille in die Tasche steckte und auf seinen Platz zuschritt.
»Keine Wäderrede!«
»Ich wollte ja nur . . . ich dachte . . .«
»Seien Sä ställ, sag' äch Ähnen!«
»Aber erlauben Sie gütigst . . .«
»Knebel, schreiben Sä ein: – Rompf wägen wä-

dersätzlichen Betragens mät einem weiteren Tage Karzer belegt. – Äch bän's möde, mäch äwig mät Ähnen heromzoschlagen. Schämen sollten Sä säch in den Grond Ährer Sääle hänein! Pfoi ond abermals pfoi!«

»Ach, für diesmal, Herr Direktor«, flüsterte Rumpf schmeichlerisch – »für diesmal könnten Sie mir die Strafe noch erlassen.«

»Nächts da? Sä gehn än den Karzer. Doch wär wollen ons dorch däsen Zwäschenfall än onsrer Arbeit nächt stären lassen. Hutzler, repetären Sä einmal . . .«

»Herr Direktor, ich war beim Vorübersetzen nicht zugegen. Hier ist mein Zeugnis.«

»So! Sä waren wäder einmal krank. Wässen Sä, Hutzler, Sä sänd auch öfter krank als gesond . . .«

»Leider, Herr Direktor. Meine schwächliche Konstitution . . .«

»Schwächlich! Sä schwächläch? Non, hären Sä einmal, Hutzler, äch wollte, jeder Mänsch onter der Sonne wäre so schwächläch wä Sä! Faul sänd Sä, aber nächt schwächläch . . .«

»Faul? Aber ich kann doch nicht während eines Fieberanfalls . . .«

»Äch känne das! Sä wärden wäder einmal zo väl Bär getronken haben. Repetären Sä einmal, Gildemeister.«

»Fehlt!« riefen sechs Stimmen zugleich.

Samuel schüttelte mißmutig das Haupt.

»Weiß keiner, warom der Gildemeister fehlt?«
»Er hat Katarrh!« antwortete einer der sechse.
»Katarrh! Wä äch so alt war, hatte äch nämals Katarrh.
Aber wo bleibt denn der Knipcke und der Heppenheimer? Schwarz, gehn Sä einmal hinaus, kommen Sä aber gleich wäder!«
Schwarz ging und kam nach zehn Minuten mit dem Pedellen und den beiden Kommilitonen zurück.
»Herr Quaddler war mit Tapezieren beschäftigt«, sagte Heppenheimer in achtungsvollem Tone; »er mußte sich erst ein wenig umkleiden.«
»So! Ond dazo brauchen Sä eine halbe Stonde? Quaddler, äch fände, Sä wärden nachlässig äm Dänste!«
»Sie entschuldigen ganz gehorsamst, Herr Direktor, aber die Herren sind erst vor zwei Minuten an meine Türe gekommen.«
»Oh?« riefen die drei Primaner wie aus einem Munde.
»Non, äch wäll das nächt weiter ontersochen! Här, nähmen Sä einmal da den Rompf ond föhren Sä ähn auf den Karzer. Rompf, Sä wärden säch anständig betragen ond nächt alle Augenbläcke nach dem Pedellen rofen, wä das vor acht Tagen geschehn äst. Quaddler, Sä lassen säch dorch nächts bestämmen, den Rompf auf den Vorflur zo lassen! Wenn ähm wäder schlächt wärd, so mag er das Fänster öffnen.«

Wilhelm Rumpf biß die Lippen aufeinander, machte kehrt und verschwand mit Quaddler in der Dämmerung des Korridors.
»Was haben Sie eigentlich verbrochen, Herr Rumpf?« fragte der Pedell, als sie die Treppe hinanschritten.
»Nichts.«
»Aber verzeihen Sie gütigst, Sie müssen doch was gemacht haben?«
»Ich habe nur das getan, was der Direktor beständig tut.«
»Wieso?«
»Nun, geben Sie einmal wohl acht: Sähen Sä, mein läber Quaddler, der Rompf ist ein Taugenächts ond verdänt eine exemplarische Zöchtigong.«
»Herr Gott meines Lebens!« stammelte der Pedell, beide Hände über dem Kopf zusammenschlagend. »Nein, wer mir gesagt hätte, daß so etwas möglich sei . . . Aber das ist ja ordentlich greulich, Herr Rumpf! Weiß der ewige Himmel, wenn ich Sie nicht mit meinen eigenen Augen vor mir sähe, ich würde schwören, des gestrengen Herrn Direktors persönliche Stimme gehört zu haben!«
»Meinen Sä?«
»Ich muß Sie recht schön bitten, Ihr Spiel jetzt sein zu lassen. Es verträgt sich nicht mit dem Ernst meines Amtes.
Wollen Sie gefälligst hier hineinspazieren!«

»Mät Vergnögen . . .!«
»Herr Rumpf, ich werde dem Herrn Direktor sagen, Sie hätten noch nicht genug an der Ihnen diktierten Strafe . . .«
»Sagen Sie einen schönen Gruß von mir.«
»Sie werden sich wundern.«
Quaddler drehte den Schlüssel um und tappte langsam die Treppe hinunter.
Im Saale der Prima ward inzwischen eifrig Sophokles interpretiert. Heppenheimer verdeutschte gerade zum größten Jubel der übermütigen Sippe das Wehgeschrei des unglücklichen Philoktetes: »Ai, Ai, Ai, Ai . . .«
Der Direktor Samuel Heinzerling fiel ihm in die Rede.
»Sagen Sä ›Au, Au, Au, Au‹. Das ›Ai‹ als Interjektion des Schmerzes äst sprachwädrig.«
»Herr Direktor, es klopft!« sagte Knebel.
»Sähn Sä einmal nach, Knipcke!«
Knipcke eilte zu öffnen.
»Was? Sä, Quaddler? Warom stären Sä ons schon wäder? Fassen Sä säch korz!«
»Ich wollte mir gütigst erlauben, ergebenst zu vermerken, der Primaner Rumpf spricht noch immer so, wie von wegen weshalb Sie ihn bestraft haben.«
»Was? Er sätzt dä Komödie fort? Non, äch wärde dä erforderlichen Maßregeln zo ergreifen wässen! Knebel, schreiben Sä einmal ein – oder nein, lassen Sä's läber! Es äst goot, Quaddler. Hep-

penheimer, fahren Sä fort! Also: Au, au, au, au, nächt: Ai, ai, ai, ai. Das folgende können Sä etwa mät: ›Ach, ähr äwigen Götter!‹ oder mät: ›Allmächtiger Hämmel!‹ wädergeben.«
Heppenheimer erledigte sein Pensum zu des Direktors leidlicher »Zofrädenheit«. Nach ihm übersetzte Schwarz »ongenögend«. Dann erscholl Quaddlers Klingel. Der Verfasser der »Lateinischen Grammatik für den Schulgebrauch« erklärte den Unterricht für geschlossen. In der Tür erschien Doktor Klufenbrecher, der Mathematiklehrer, der die Prima von drei bis vier über die Geheimnisse der analytischen Geometrie zu unterhalten hatte. Samuel Heinzerling reichte dem »geschätzten Herrn Kollegen« herablassend, aber nicht ohne ein gewisses humanes Wohlwollen, die grübchenreiche Rechte und verfügte sich dann nach dem Direktorialzimmer, wo er sich nachdenklich auf seinem Amts-und Dienstsessel niederließ.
Quaddler ging inzwischen ans Werk, die freie Stunde gehörig auszunützen. Rüstig stülpte er den Pinsel in den Kleistertopf und bestrich eine Tapetenbreite nach der anderen mit duftender Klebematerie.
Wilhelm Rumpf aber saß gähnend auf der Pritsche und versicherte im Selbstgespräch, er sei das Gymnasium mit seinen unmotivierten Freiheitsbeschränkungen bis über die Ohren müde.

Herr Samuel Heinzerling kraute sich jetzt in den Locken, rückte die große Brille mit den runden Gläsern zurecht und schüttelte zwei-, drei-, viermal das pädagogische Haupt.

»Ein mäserabler Jonge, däser Rompf!« murmelte er vor sich hin . . . »Aber äch glaube fast, auf dem Weg der Göte äst mähr bei ähm auszorichten als mit Gewalt ond Strenge. Äch wäll ähm einmal ärnstnachdrocksamst ins Gewässen räden! Schade om ähn! Er gehört zo meinen begabtesten Schölern!«

Er klingelte.

Nach drei Minuten erschien Anny. Quaddlers sechzehnjährige Tochter. Sie war augenscheinlich im Begriff, einen Ausgang zu machen; dafür sprach das kokette Federhütchen, das sich anmutig auf ihren dunklen Locken wiegte, und das bunte Schaltuch, das ihre vollen Schultern umfing.

»Sie befehlen, Herr Direktor?« fragte sie mit einer graziösen Verbeugung.

»Wo ist Ihr Vater?« flüsterte Samuel mit einer für seine Verhältnisse außerordentlich reinen Aussprache des »i«.

»Er kleistert. Haben Sie etwas zu besorgen, Herr Direktor?«

»So, er kleistert. Na, dann wäll äch ähn nächt stören in seiner Kleisterei. Es äst nächts Besonderes, Anny. Der Karzerschlössel stäckt ja?«

»Ich werde gleich einmal fragen, Herr Direktor.«
Wie ein Reh eilte das Mädchen die Treppe hinunter. Nach wenigen Sekunden war sie wieder zur Stelle.
»Jawohl, Herr Direktor, die Schlüssel stecken, sowohl der zum Vorflur wie der zur Zelle. Befehlen Sie sonst etwas?«
»Nein, äch danke.«
Anny verabschiedete sich. Lächelnd blickte Samuel ihr nach.
»Ein reizendes Känd!« murmelte er vor sich hin. »Ich gäbe väl darom, wenn meine Winfriede nor halb so väl savoir vävre besäße – von Ismenen ganz zo schweigen. Däser Quaddler äst ein paganus, ein homo incultus, ond dessenohngeachtet verstäht er es, eine Charitin großzozähen, während äch, der feingebäldete Kenner des klassischen Altertoms, äch, der homo, coi näl homani alienum äst, nächt ämstande bän, eine meines Bäldongsgrades würdige Nachkommenschaft zo erzielen.« Er strich sich einigemal über das glattrasierte Kinn, nahm dann seinen Hut vom Tisch und klomm die Stiege zum Karzer hinan.
Wilhelm Rumpf war höchlich überrascht, als sich schon nach so kurzer Gefangenschaft die Tür in den Angeln drehte. Sein Staunen erreichte jedoch den Zenitpunkt, als er in dem unerwarteten Besucher den Direktor Samuel Heinzerling erkannte.

»Non, Rompf?« sagte der ehrenfeste Pädagoge.

»Was wünschen Sie, Herr Direktor?« entgegnete der Schüler im Tone einer resoluten Verstocktheit.

»Äch wollte mäch einmal erkondigen, ob Sä in säch gehn ond einsähn, daß solche Puerilitäten der Aufgabe des Gymnasiums ond dem in däsen Mauern herrschenden Geiste vollständig zowäderlaufen...«

»Ich bin mir nicht bewußt...«

»Was, Rompf? Sä wollen säch noch auf die Hänterbeine stellen? Sehn Sä einmal, was wörden Sä wohl sagen, wenn Sä an meiner Stelle wären! Wörden Sä nächt däsen onartigen, öbermötigen Wälhelm Rompf aus Gamsweiler noch ganz anders bei den Ohren nähmen. Hä?«

»Herr Direktor...«

»Das sänd doch Kändereien, wä man sä einem anständigen jongen Mann aus gooter Famälie nächt zotraut! Wässen Sä was? Beim nächsten dommen Streich wärde äch Sä relegären!«

»Relegieren...?«

»Ja, Rompf! Relegären! Drom gähen Sä än säch ond lassen Sä dä Ongezogenheiten, dä Ähnen wahrhaftig keine Ehre machen... Äch wäderhole Ähnen: Sätzen Sä säch an meine Stelle!«

Wilhelm Rumpf ließ das Haupt nachdenklich auf die Brust sinken. Er fühlte, daß die angedrohte Relegation nur noch eine Frage der Zeit sei. Mit einemmal zuckte ein diabolischer Gedanke durch sein Gehirn.

»Wenn ich denn einmal fortgejagt werden soll«, sprach er zu sich selbst, »so mag es denn auch mit Eklat geschehen!«

Er lächelte, wie der verbrecherische Held eines Sensationsromans nach gelungener Missetat zu lächeln pflegt, und sagte im Tone einer beginnenden Zerknirschung:

»Sie meinen, Herr Direktor, ich solle mich an Ihre Stelle versetzen . . .?«

»Ja, Rompf, das meine äch.«

»Gut, wenn Sie's denn nicht anders haben wollen, so wünsche ich viel Vergnügen!«

Und damit sprang er zur Tür hinaus, drehte den Schlüssel um und überließ den armen Direktor seinem unverhofften Schicksale.

»Rompf! Was fällt Ähnen ein! Äch relegäre Sä noch heute! Wollen Sä augenbläckläch öffnen! Augenbläckläch, sage äch!«

»Äch gäbe Ähnen härmät zwei Stonden Karzer«, antwortete Rumpf mit Würde. »Sä haben sälbst gesagt, äch solle mäch an Ähre Stelle versätzen.«

»Rompf! Es geschäht ein Onglöck, sage äch! Öffnen Sä! Äch befähle es Ähnen!«

»Sä haben nächts mähr zo befählen! Äch bän gägenwärtig där Därektor! Sä sänd der Prämaner Rompf! Seien Sä ställ! Äch dolde keine Wäderräde!«

»Läber Rompf! Äch wäll's Ähnen för däsmal noch verzeihen. Bätte, machen Sä höbsch auf. Sä sollen mät einer geländen Strafe dorchkommen. Sä sollen nächt relegärt werden. Äch verspreche es Ähnen! Hären Sä?«
Der »läbe Rompf« hörte nicht. Er hatte sich leise über den Vorflur geschlichen und eilte jetzt die Treppe hinab, um siegreich zu entweichen.
Als er an der Tür des Pedellen vorüberkam, packte ihn eine prickelnde Idee.
Er legte das Auge ans Schlüsselloch. Quaddker stand just auf der Leiter, den Rücken nach der Pforte gekehrt, und mühte sich, einen schwer bekleisterten Tapetenstreifen an die Wand zu kleben. Wilhelm Rumpf klingte ein wenig auf und rief mit dem schönsten Heinzerlingschen Akzent, der ihm zu Gebote stand, ins Zimmer:
»Äch gehe jetzt, Quaddler. Beobachten Sä mär den Rompf. Der Mänsch beträgt säch wä onsännäg. Er erfrächt säch noch ämmer, seine ämpärtänenten Spälereien zo treiben. Bleiben Sä jetzt nor rohig auf Ährer Leiter. Äch wollte Ähnen nor noch sagen, daß Sä ähm onter keiner Bedängong öffnen! Der Borsche wäre ämstande, Sä öber den Haufen zo rennen ond – mär-nächts-där-nächts – dorchzogehen! Hären Sä, Quaddler?«
»Wie Sie befehlen, Herr Direktor. Entschuldigen Sie nur gütigst, daß ich hier oben . . .«
»Sä sollen rohig bleiben, wo Sä sänd, ond Ähre Kleisterei erst fertigmachen. Adiö!«

»Ganz gehorsamster Diener, Herr Direktor.«
Wilhelm Rumpf stieg nunmehr die Treppe wieder hinan und betrat die Region des Karzers.
Samuel Heinzerling tobte fürchterlich. Jetzt schien er auch die Klingel zu entdecken, denn in demselben Augenblicke, da Rumpf sich hinter einem gewaltigen Kleiderschranke der Pedellfamilie barg, erscholl ein wütendes Geläute, gell und schrill, wie das Kreischen empörter Wald- und Wasserteufel.
»Zo Hölfe!« stöhnte der Schulmann – »zo Hölfe! Quaddler, äch bränge Sä von Amt und Brot, wänn Sä nächt augenbläckläch heraufkommen! Zo Hölfe! Foier! Foier! Mord! Gewalttat! Zo Hölfe!«
Der Pedell, durch das unausgesetzte Geklingel an seinen Beruf gemahnt, verließ seine Privatbeschäftigung und erschien auf dem Vorflur des Gefängnisses. Der heimtückische Primaner schmiegte sich fester in sein Versteck. Samuel Heinzerling hatte sich erschöpft auf die Pritsche gesetzt. Sein Busen keuchte; seine Nasenflügel arbeiteten im Tempo eines rüstigen Blasebalgs.
»Herr Rumpf«, sagte Quaddler, indem er wie warnend wider die Tür der Zelle pochte, »es wird alles notiert!«
»Gott sei Dank, Quaddler, daß Sä da sänd! Öffnen S ä mär! Däser mäserable Kärl sperrt mäch här ein ... Es äst hämmelschreiend!«

»Ich sage Ihnen, Herr Rumpf, die Späße werden Ihnen schlecht bekommen! Und daß Sie den Herrn Direktor einen miserablen Kerl nennen, das werd' ich mir besonders vermerken!«

»Aber Quaddler, sänd Sä denn verröckt?« eiferte Samuel im Tone der höchsten Entrüstung. »Zom Henker, äch sage Ähnen ja, daß der Rompf, der älende Gesälle, mäch här eingespärrt hat, als äch ähn besochen ond ähm äns Gewässen räden wollte! Machen Sä jätzt keine Omstände. Öffnen Sä!«

»Sie müssen mich für sehr dumm halten, Herr Rumpf. Der Herr Direktor hat eben noch mit mir gesprochen und mir strengstens anbefohlen, Sie unter keiner Bedingung herauszulassen. Und nun betragen Sie sich anständig und lassen Sie das Klingeln, sonst häng' ich die Schelle ab.«

»Aber äch wäderhole Ähnen auf Ähre ond Säläkeit, der schändläche, näderträchtäge Borsche hat den Schlössel hänter mär heromgedreht, ähe äch noch woßte, was er vorhatte! Quaddler! Mänsch! Äsel! Sä mössen mäch doch erkännen! Ton Sä Ähre Ohren auf!«

»Was? Esel nennen Sie mich? Mensch nennen Sie mich? Wissen Sie was, da fragt sich's doch noch sehr, wer von uns beiden der größte Mensch und der größte Esel ist.«

»Ein Äsel sänd Sä ond ein Ochse dazo!« stöhnte Heinzerling verzweifelt. »Sä wollen also nächt öffnen?«

»Ich denke nicht daran.«
»Goot! Sehr goot!« ächzte der Schulmann mit verlöschender Stimme. »Sähr goot! Äch bleibe also äm Karzer. Äch sätze rohig Stonde för Stonde ab! Verstähen Sä? Stonde für Stonde! Wä ein ongezogener Jonge erdolde äch däse empörende Schmach! Hären Sä, Quaddler?«
»Ich gehe jetzt. Arbeiten Sie was.«
»Heiliger Hämmel, mär schwändelt der Verstand! Bän äch denn wärklich toll geworden! Mänsch, so gocken Sä doch wänägstens einmal dorchs Schlösselloch!«
»Jawohl, damit Sie mir in die Augen blasen, wie neulich! Das fehlte mir noch!...«
»Non, denn, so gähn Sä zom Teufel. Mät der Dommheit kämpfen Götter sälbst vergäbens!«
Quaddler tappte ärgerlich die Stiege hinunter.
Samuel Heinzerling maß inzwischen mit großen Schritten die Zelle.
Seine ganze Erscheinung gemahnte an den afrikanischen Löwen, den menschliche Gewinnsucht in den Käfig gebannt, ohne die stolze, urwüchsige Kraft seiner edlen Natur brechen zu können. Die Hände auf dem Rücken, das Haupt mit der grauen Mähne wehmütig auf die rechte Schulter geneigt, die Lippen fest aufeinandergepreßt – so wandelte er auf und nieder, auf und nieder – düstersten, menschenfeindlichsten Gedanken im Gemüte wälzend.

Pötzlich spielte ein breites Vollmondlächeln über sein Antlitz.

»Es äst ond bleib doch komäsch!« murmelte er vor sich hin. »Wahrhaftig! Wenn äch nächt so onmättelbar bei der Geschächte beteiligt wäre, äch könnte sä amösant fänden...«

Er blieb stehen...

»Gereicht mär däse Öberlästung eigentlich zor Schande? Pröfe däch, Samoël! Hat nächt ein bekannter Könäg dem Däbe, der ähm eine Uhr stehlen wollte, eigenhändig dä Leiter gehalten? Äst nächt selbst Först Bäsmarck von boshafter Hand ränkevollerweise eingerägelt worden? Hondert andrer Fälle nächt zo gedänken! Ond doch begägnet dä Wältgeschächte besagtem Könäg mät Hochachtong! Ond doch gilt Först Bäsmarck nach wä vor für den bedeutendsten Däplomaten Europas! Nein, nein, Samoël! Deine Wörde als Scholmann, als Börger, als gebäldeter Denker leidet nächt äm gerängsten onter däser peinlichen Sätoation! Berohige däch, Samoël...«

Er setzte seine Promendade in befriedigter Stimmung fort. Bald aber unterbrach er sich von neuem.

»Aber meine Prämaner erfahren, daß äch auf dem Karzer gesässen habe! Onerträglicher Gedanke! Meine Autorität wäre ein för allemal dahän! Ond sä *wärden* es erfahren! Sä *mössen* es erfahren! Äch bän ein för allemal däskredätärt!

O ähr Götter, warom habt ähr mär das getan!«
»Herr Direktor«, flüsterte jetzt eine wohlbekannte Stimme an der Zellentür ... »Sie sind noch lange nicht diskreditiert! Ihre Autorität steht noch in vollem Flor ...«
»Rompf!« stammelte Samuel – »Schändlicher, gottvergeßner Mänsch! Öffnen Sä! Augenbläckläch! Betrachten Sä säch als moralisch geohrfeigt. Sähen Sä säch för dreifach relegärt an!«
»Herr Direktor, ich komme, um Sie zu retten! Beleidigen Sie mich nicht!«
»Zo rätten? Welche Onverschämtheit! Aufmachen sollen Sä, oder ...«
»Herr Direktor ... Wie wär's, wenn Sie mir die Karzerstrafe erließen, die Drohung betreffs der Relegation zurücknähmen und mir erlaubten, über alles Vorgefallene das strengste Stillschweigen zu beobachten ...?«
»Das gäht nächt! ... Ähre Strafe mössen Sä absätzen ...«
»So? Na, dann leben Sie wohl, Herr Direktor! Klingeln Sie nicht zuviel!«
»Rompf! Hären Sä doch! Äch wäll Ähnen was sagen ... Rompf!«
»Bitte ...!«
»Sä sänd än välen Bezähungen ein ongewöhnlächer Mänsch, Rompf ... und da wäll äch einmal eine Ausnahme machen ... Öffnen Sä nor!«

»Erlassen Sie mir die Karzerstrafe?«
»Ja.«
»Werden Sie mich relegieren?«
»Nein, än Teufels Namen.«
»Geben Sie mir Ihr väterliches Wort, Herr Direktor!«
»Rompf, was onterstähn Sä säch ...«
»Ihr väterliches Wort, Herr Direktor!«
»Goot! Sä haben's!«
»Ich danke Ihnen. Also mein Ehrenwort: solange Sie Direktor des Städtischen Gymnasiums und Ordinarius der Prima sein werden, soll keine verräterische Silbe über meine Lippen gleiten!«
Und damit drehte er den Schlüssel um und öffnete.
Wie der Uhlandsche König aus dem Turm, so stieg Samuel Heinzerling an die freie Himmelsluft. Tief holte er Atem. Dann strich er sich mit der Rechten über die Stirn, als ob er sich auf etwas besinne ...
»Rompf«, sagte er, »äch verstähe Spaß ... Aber ... nächt wahr, Sä ton mär den Gefallen, mäch nächt wäder mämisch zu kopären? Sä ... Sä machen dä Geschächte zo ähnläch!«
»Ihr Wunsch ist mir Befehl!«
»Goot! Ond non manchen Sä, daß Sä hinonter kommen! Es äst noch nächt dreivärtel. Sä können noch am Onterrächt teilnehmen!«
»Aber würde man nicht stutzen, Herr Direktor?

Jedermann weiß, daß Sie mir drei Tage Karzer diktiert haben . . .!«
» Äch gähe mät Ähnen.«
So eilten sie selbander die Treppe hinab.
»Quaddler!« rief der Direktor ins Erdgeschoß.
Der Pedell erschien an der untersten Windung und fragte dienstbeflissen, was der Gebieter zu verlangen geruhe.
»Äch habe dem Rompf aus verschädnen Gründen die drei Tage geschänkt«, sagte Samuel.
»Ah . . .! Drum sind der Herr Direktor noch einmal zurückgekommen . . . Hm . . . Ja, aber was ich sagen wollte, der Herr Rumpf war gar nicht ruhig in seiner Zelle. Nichts für ungut, Herr Direktor, aber er hat geschimpft wie ein Rohrspatz . . .«
»Lassen Sä's goot sein, Quaddler! Äch wäll däsmal aus ganz besonderen Motäven Gnade för Recht ergehen lassen. Sä können den Karzerschlössel abzähen.«
Quaddler schüttelte befremdet das Haupt.
»So!« sagte Samuel. »Ond non kommen Sä mät nach der Präma, Rompf!«
Sie wandelten über den Korridor dem Schulsaale zu. Der Direktor klopfte.
»Entschuldigen Sä, Herr Kollege«, flüsterte er eintretend im weichsten Moll, dessen sein würdevolles Organ fähig war, »äch bränge da den Rompf wäder! Knebel . . . Sä erlauben doch, läber Herr Klofenbrächer . . .? Knebel! Schreiben

Sä äns Tageboch: Man sah säch bewogen, dem Rompf in Anbetracht seines aufrächtäg reuigen Benähmens dä in der vorigen Stunde däktärte Karzerstrafe zo erlassen...«
»Wollen Sie nicht Platz nehmen, Herr Direktor?« fragte der höfliche Mathematiker.
»Äch danke verbändlächst; äch habe för heute genog gesässen... Rompf, äch erwarte, daß Sä das Gelöbnis der Bässerung in jäder Hänsächt erföllen. Adiö, Herr Kollege!«
Sprach's und verschwand in den labyrinthischen Gängen des Schulgebäudes.

Ratschläge sind wie abgetragene Kleider. Man benutzt sie ungern, auch wenn sie sehr gut passen.

Thornton Wilder

Eugen Roth

Technik

Alle Pädagogen und Seelenschützer sind sich darüber einig, daß man ein Kind nicht mit solchen Sprüchen wie: »Das verstehst Du nicht!« abspeisen darf. Aber nirgends steht geschrieben, was ein armer, alter Vater mit leidlicher humanistischer Bildung tun soll, wenn der technische Herr Sohn, sieben oder acht Jahre alt, mit so schnödem Wort zu verstehen gibt, daß er jeden Versuch für hoffnungslos hält, dem rückständigen Greis die Eingeweide eines Radios zu erklären.
Immerhin traut mir dieser Sohn auf einigen Randgebieten noch ein bestimmtes Wissen zu. »Päppinger«, fragt er, »bei wieviel Grad schmelzt Aluminium?« »Es heißt nicht ›schmelzt‹, Thomas, sondern ›schmilzt‹!«
»Ja, gewiß; danke! Aber wir treiben jetzt nicht Wortkunde, wir reden über Leichtmetall!«
Wir haben den Thomas auf einen Autobummel ins Salzkammergut mitgenommen, obwohl es mühsam ist und kostspielig, denn auch ein Kind wird spielend mit seiner Wirtshauskost fertig und das Bett wird dadurch nicht billiger, daß der kleine Kerl es nicht ganz ausfüllt.

Aber – erstens ist es nicht ratsam, die beiden feindlichen Brüder Stefan und Thomas daheim auf einander oder gar gemeinsam auf die hilflose Magd loszulassen, – und zweitens soll ja der Knabe allmählich die Schönheit der Heimat kennenlernen: ein voreiliger Plan, ein völliger Trugschluß, wie sichs allsobald herausstellte, denn ein Bub von acht Jahren bringt weder für liebliche Landschaften, noch für alte Bauernhäuser große Gefühle auf. Es war dumm von uns Eltern, daß wir uns darüber ärgerten.

Wir fuhren mit der Gondelbahn auf einen Aussichtsberg – Thomas sah nur die Technik und schwelgte geradezu in Schilderungen der mutmaßlichen Folgen eines Seilrisses oder Bolzenbruches. Wir überquerten bei klarstem Sommerwetter den Wolfgangssee; aber Thomas beschwor in unerschöpflicher Phantasie die schwersten Gewitter herauf, deren wilde, starkstromgeladenen Blitze in das Schiff schlagen könnten. Und nun fängt es wirklich zu hageln an, mitten im glühenden, blühenden August: Es hagelt Fragen, die Thomas pausenlos auf uns niederprasseln läßt, wie viel Volt so ein Blitz hätte, falls er käme und ob der Schiffsmast durch einen Blitzableiter gesichert sei, oder vielmehr wäre, wenn er von einem ganz starken Blitz getroffen würde und ob wir in diesem Fall ungefährdet auf dem Verdeck stehen bleiben dürften und wie wir einem Kugelblitz ausweichen müßten, vor-

ausgesetzt, es käme einer über das Wasser gelaufen.
Und nun stehen wir im herrlichen Abendlicht, in den Anblick des mächtigen und wilden Dachsteins versunken. Das einzige, was uns stört, ist eine Überlandleitung, quer über das grüne Tal gespannt. Aber gerade sie ist wiederum das einzige, das unsern Thomas mit einer nichtswürdigen Ausschließlichkeit beschäftigt. Er zupft mich am Ärmel, er tritt von einem Fuß auf den andern, er deutet mit beiden Zeigefingern: »Papi!?« »Laß mich in Ruh!« sag ich ahnungsvoll und ärgerlich, aber er kann sich nicht halten: »Papi, wie viel Volt sind in der Starkstromleitung?«
Mir reißt die Geduld. »Thomas!« rufe ich streng, »wir stehen hier an einer Stelle, die zu den schönsten zählt, die es auf der ganzen Welt gibt! Wir haben das unwahrscheinliche Glück, einen märchenhaft schönen Sommerabend vom Lieben Gott geschenkt zu kriegen – es sind schon Leute bis von Amerika und Australien eigens hierhergefahren, für einen Haufen Geld – und dann hats geregnet und sie haben nichts gesehen als die blöden Stangen und Drähte da, die sie daheim viel billiger hätten anschauen können. Und Du!? du glotzst diese scheußlichen Spinnweben an, die da irgendwelche Idioten über die schöne Erde gezogen haben und willst wissen – weiß der Teufel, was Du alles wissen willst!«
Thomas schweigt, eingeschüchtert, aber natür-

lich nicht überzeugt und ich schweige auch, in dem unbehaglichen Gefühl, es grundfalsch gemacht zu haben. Wenn der junge Verfechter der Technik jetzt mit ernsthaften Gründen kommt – und ich weiß, daß er dessen durchaus fähig ist – dann habe ich mit meinem Geschimpfe einen schweren Staand. Aber, vornehm und wohlerzogen wie er ist, hält er sich zurück – freilich, er rebelliert inwendig. Und auch mir ist eine Wolke vor das schöne Bild des Berges gezogen, wir steigen in den Wagen und fahren nach Ischl.

Dort gibts manche Müh, bis wir, oft abgewiesen, endlich im Goldenen Kreuz Quartier haben, sündteuer, mit einem eignen Zimmer für den Herrn Sohn, der –, aber zum Kochen laß ich den Ärger nicht mehr kommen. Gemütlich und entspannt sitzen wir beim Abendessen, Thomas verzehrt ein großes Schnitzel mit gesegnetem Appetit, ich zünde mir eine Virginier an, trinke meinen Tiroler Roten und freue mich des geglückten Tages, der braven Fahrerin und des lieben Kindes.

Der Thomas rückt auf seinem Stuhl hin und her. »Papi!?« sagt er schmelzend und ich ahne schon, daß er in so viel Scharm irgendwas eingewickelt hat. »Papi, jetzt, wo weit und breit keine Landschaft ist, die ich anschauen muß – da kannst Du mir doch sagen, wieviel Volt so eine Starkstromleitung hat?«

Blick lächelnd zurück

Heitere Geschichten aus vergangenen Tagen.

*Im Grunde haben die Menschen nur zwei
Wünsche: Alt zu werden und jung zu bleiben.*

Peter Baum

Korfiz Holm

Verhängnisvoller Fettfleck

Ich will, und nicht etwa, weil mich anständigerweise Reue plagt, sondern ganz einfach, weil es mich so freut, hiermit vor Gott und aller Welt bekennen, daß ich einmal sehr stark an einer zum Glück inzwischen längst verjährten Dokumentenfälschung beteiligt war. Und das kam so:
Im Spätherbst 1898 hatte das Leipziger Gericht, dem Zeichner Th. Th. Heine wegen Majestätsbeleidigung sechs Monate Gefängnis zuerkannt.
Man legte es dem Künstler nah, er solle um Begnadigung bitten. Er lehnte dieses ab, und wir, die Redakteure des »Simplicissimus«, geben ihm darin recht, empfanden es aber als unsere Pflicht, alles dafür zu tun, daß diese übertrieben harte Strafe wenigstens zu Festungshaft gemildert werde. Das beste Mittel zu dem Zweck erblickten wir in einem Gnadengesuch, das von recht vielen und nach Möglichkeit berühmten Malerkollegen Heines unterzeichnet werden müsse. Ungesäumt entwarfen wir den Text dazu und ließen ihn auf einem Büttenbogen von dem vorgeschriebenen Kanzleiformat sehr schön ins reine

schreiben. Und weil es der Beherrscher aller Sachsen war, der das Begnadigungsrecht zu üben hatte, schien es uns vorteilhaft, dafür zunächst ein paar Kapazitäten zu gewinnen, die ihre Kunst im Schatten seines Zepters übten. So fuhr ich denn nach Leipzig und trug dort mein Anliegen Max Klinger vor. Der marmorstaubige Meister sagte mir höchst schmeichelhafte Dinge über Th. Th. Heine und den »Simplicissimus« und gab mir seine Unterschrift bereitwilligst, erklärte aber, als ich mich nach weiteren Künstlern von Bedeutung hier in Leipzig oder auch in Dresden erkundigte, im schönsten Sächsisch:
»Nee, da gibt es keenen außer mir. Fahren Se ruhig wieder heeme!«
Was blieb mir übrig, als dem Rat zu folgen!
Hier in München nun schien es uns richtiger, nicht selber zu den, wie man an der Isar sagt, Großkopferten der Kunst zu gehen, sondern den königlichen Hofschauspieler Alois Wohlmuth damit zu betrauen. Gehörte er dich der volkreichen Zunft der »Skizzenmarder« an und war in dieser Eigenschaft auf allen Ateliers bekannt und in so manchem beinah wie daheim. Vielleicht sprach bei uns auch die Hoffnung mit, der oder jener Maler würde schon aus froher Überraschung unterschreiben, wenn er merkte, daß der tüchtige Besucher dieses Mal kein »kleines, kleines Schkizzerl« von ihm wollte. Wohlmuth selbst war schon aus ehrlicher Begeisterung für die Sa-

che zu der Rundreise bereit und hoffte außerdem im stillen wohl, es möchte nebenher auch hier und dort ein hübsches Stück für seine Sammlung dingfest zu machen sein, auf alle Fälle aber könnte Heine selbst sich schwerlich darum drükken, ihm für seine saure Arbeit mit der Tat zu danken.

Als ersten suchte Wohlmuth Lenbach auf, einmal, weil der ja doch am meisten von sich reden machte, dann aber auch, weil er ein ganzer Kerl war und zu viele Majestäten schon persönlich hatte kennen gelernt, um noch vor Thronen untertänigst zu ersterben. Er malte seinen Namen ohne Zögern neben den von Klinger hin, und damit war die Sache schon geschafft. Denn hinter seinem breiten Rücken fühlten sich auch weniger mutige Naturen gut gedeckt, ja, wagten seinem Beispiel gegenüber gar nicht Nein zu sagen. So hatte Wohlmuth denn die ihm gestellte Aufgabe bereits am zweiten Tage seiner Wanderung glücklich erfüllt, das heißt: glücklich bis auf ein recht fatales Pech, das ihm begegnete, als er dem königlichen Akademieprofessor Wilhelm von Diez als letztem in der Reihe auf die Bude stieg.

Dieser, der eben am Verspeisen seiner Frühstückssemmel war, nahm gleich die Feder in die Hand und unterschrieb; doch da nun Wohlmuth, der einfach nicht anders konnte, ihn sofort darnach mit dem charakterspielerischen Händereiben und dem höchst verdächtigen Grinsen, das

er sich für seine Rollen auf der Bühne angeeignet hatte, um eine »so, so winzige, klitzekleine Bleistiftzeichnung« bat, fiel dem erschrockenen Diez die Semmel aus der Hand und selbstverständlich mit der Butterseite auf das Bittgesuch.
Man kann sich also vorstellen, in welchem Zustand sich das Ding befand, als Wohlmuth es uns strahlend übergab. Ihm selber schien die Sache nicht so schlimm, er sagte kühn, der Fettfleck würde überhaupt kaum noch zu sehen sein, wenn wir nur das Papier mit einem heißen Eisen zwischen zwei Löschblättern bügelten. Aber das war umsonst: das Unglück wurde dadurch eher sichtbarer. Nein, so ließ sich das Gesuch nicht an das kleinste Amtsgericht, geschweige denn an einen König senden. Was war da zu tun?
Noch einmal zu Max Klinger fahren und hernach den braven Wohlmuth noch einmal durch alle Ateliers von München laufen lassen, um zuschlimmerletzt das neue Dokument auch wieder butterfleckig in die Hand zu kriegen? Dafür war erstens schon die Zeit zu knapp; und wußte man es ferner so genau, ob nicht inzwischen dem oder jenem Kunstprofessor seine eigne Tapferkeit höchst unheimlich geworden sei, so daß er sich jetzt lieber unter irgendeinem Vorwand drückte! Nein, so ging das nicht.
Es gab nur einen Weg: wir ließen uns von dem Klischeur des »Simplicissimus« den besten Lithographen schicken, den er hatte, und trugen

ihm die Sache vor. Der Mann verstand uns gleich, packte das Dokument in seine Mappe und verschwand. Am zweiten Tag darnach kam er und gab es uns verdoppelt wieder, in zwei Exemplaren, deren ganzer sichtbarer Unterschied nur in dem Fettfleck lag, der eins von ihnen schändete. Berechnet wurden uns für diese Hilfe nur der übliche Stundenlohn, ein Büttenbogen im Kanzleiformat, sowie fünf Fläschchen Tinte in den Farben hellblau, dunkelblau, rötlich, grün und violett. Das Dolument war nämlich nicht nur strichgetreu, sondern auch völlig farbentreu kopiert; das Duplikat schlug in bezug auf Echtheit fast das Original.

Auf die Gefahr hin, daß nun mancher Ehrenmann vielleicht nicht mehr mit mir verkehren wird, bekenne ich: wir machten uns nicht einmal ein Gewisssen daraus, dem Landesvater Th. Th. Heines diese Fälschung zuzuschicken, nein, im Gegenteil, wir freuten uns wie Lausbuben und fragten uns in unserem Übermut, ob man denn nun nicht noch ein halbes Dutzend große Namen widerrechtlich für die gute Sache kapern solle.

»Nehmen wir doch einfach Dürer, Holbein, Raffael und Michelangelo!« schlug ich, der damals jung und frech war, vor. »Die Sachsen droben werden höchstens sagen: »Na nu nee, mir hätten doch geschwor'n, die sin schon ä baar Jahre dot'.«

Wir sahen bei genauerer Besinnung aber doch

von solchen Bocksprüngen ab; und dieser Rest von Schamgefühl wurde denn auch belohnt: das falsche Dokument erfüllte seinen Zweck, und Heine kam statt in das Leipziger Gefängnis auf den Königstein. Die Autographensammler aber sind gewarnt!

Kleine Stationen sind stolz darauf, daß Schnellzüge bei ihnen nicht halten dürfen.

Karl Kraus

Roda Roda

Der gemütskranke Husar

Oberleutnant Baron Hortobágyi von den Forgatsch-Husaren war nicht immer weltabgekehrt. Beileibe. Es soll ja noch kurz vor der Korpsschule die berühmte Husarenprobe bestanden haben: in drei Stunden – drei Meilen zu reiten, drei Flaschen zu trinken und drei Weiber zu lieben ––.
Dann aber kam es über ihn. In Mostymaly, einem ostgalizischen Nest, verschaute er sich vor lauter Langerweile in eine Schlachtschitzentochter, die sollte zwei Millionen Mitgift haben. – Als sich herausstellte, daß alles purer Schwindel war, wurde Hortobágyi gemütskrank; bekam ein eigentümlich cholerisch-phlegmatisch-melancholisches Temperament.
Er konnte stundenlang am Dnjestr sitzen und den Papierschiffchen nachblicken, die er aus den Mahnbriefen Hirsch Baruch Leimtiegels gefaltet hatte. Wenn eins um die Ecke schwamm, ohne zu kentern, stahl sich in Hortobágyis Züge ein leichter Schimmer von Freude.
Ansonsten befleißigte er sich eines zahmen, gottesfürchtigen Wandels. Nur einmal in jedem

Vierteljahr sprang er aus diesem ekelhaften Dasein mit einem Satz heraus und kaufte sich im Hotel de Paris von Mostymaly eine sanfte Berauschung. Hie und da ließ er ein Quartal aus – dann trank er sich am Schluß des nächsten zwei Berauschungen auf einmal an.

Es ist kein Fall bekannt, daß ein Mensch dieser Art wäre bei den Forgatsch-Husaren lange geduldet worden. Wirklich stand sein Name bald unter den Transferierten im Verordnungsblatt. Hortobágyi zog das große Los – er kam nach Budapest.

Seit langem zum erstenmal hatte er zwei Termine verstreichen lassen. In Pest, im heimatlichen Pest wird alles nachgeholt: gleich am ersten Abend, noch frei von den Fesseln des neuen Truppenkörpers, wollte Hortobágyi jung werden, aufleben, das Oberste zuunterst kehren, eine Ergänzung zu sich selber sein.

Als er nach Mitternacht in das Extrazimmer von Szikszay eintrat, wo die Zigeuner so schön spielen – da wußte er, daß er auf dem Weg war, sein Ziel zu erreichen. Sein Blick fiel in den Spiegel: der Zivilist Hortobágyi, der ihn daraus begrüßte – das war der gesuchte andre Mensch, die Ergänzung zu sich selbst: jeder Zoll ein junger Großhändler aus der Provinz, der seine Frau daheimgelassen hat.

Der Kellner wollte fragen – doch das Wort erstarb ihm auf den Lippen, als er Hortobágyi ein

Auge zukneifen und an der Zigarre saugen sah. Hurtig mit Donnergepolter bracht' er den eisigen Kübel.
Zigeuner und Raben haben feine Witterung. Der Primgeiger stellte sich wortlos hin und fiedelte:
»Csak egy kis lány van a világon...«
»Nur ein einzig Mädel auf der Welt
Ist's, das mir von Herzen wohlgefällt...«
– fiedelte so traurig und kokett, daß dem armen Großhändler fast die Tränen kamen. War es doch seines Freundes, des Husaren, Leiblied.
Der Großhändler schlenkerte das Taschentuch in der Luft, tanzte sitzend Taschardasch in langsamstem, wiegendem Laschutakt – dann wurden die Zigeuner frischer, der Großhändler desgleichen – und...
»Euer Hochwohlgeboren müssen ajnmal geruht haben, bei ajnem Raiterregiment zu dienen«, meinte der Primasch.
»Worum, Zigajner?«
»Haat, wajl Euer Hochwohlgeboren belieben großartig zu tonzen.«
Und sie spielten:
»Megy a gözös...«

»Auf der Donau, auf der Theiß und auf der Marosch
Geht ein Schiff, ein Schiff hinab nach Kaposchwarosch.

Droben sitzt der Máschinführer,
Und er lenkt das Dampf, wohin der Schiff soll fahrosch.
Dreimal hot géschlogen – dreimal hot géschlogen
Der Amsêl, die Amsêl, das Amsêl.
Mir konn nix béfehlen – mir konn nix béfehlen –
Der Richtêr, die Richtêr, dos Richtêr.
Mir befielt nur Ferencz Jószef, mein König.
Ihm muß exerzieren, ihm muß salutieren
Infantrist, Kanonier und Husar.«

Hei, war das ein Leben! »Niemals sterb ich«, rief Hortobágyi – denn, was sie da spielten, war alles Hortobágyis andres, lustiges Familien-, Stamm- und Leiblied.
Es gibt ein Stadium bei Husaren, wo sie Einkehr in sich halten und allein sein wollen.
Hortobágyi war soweit, hielt Umschau im Zimmer und gewahrte die Anwesenheit zweier alter Herren.
Das tat ihm weh. Doch er wollte zuerst versuchen, sie in aller Güte ans Heimgehen zu mahnen. Er nahm seinen Sektkübel in eine Hand, den Schnurrbart des Primgeigers in die andre und segelte auf die beiden Herren los.
Sie standen artig auf und stellten sich irgendwie vor. Hortobágyi mochte an Lebensart nicht zu-

rückstehen, unternahm ebenfalls eine Verbeugung und sagte einfach:
»Kralitzky.«
»Wohl ein Verwandter des Finanzministers Kralitzky?« fragten die Herren wie aus einem Mund.
»Najn. Ich bin dos Minister selber.«
»Ah.«
Die beiden Herren machten Platz – man setzte sich und redete allerlei. Bald kam es zum Singen, nach etlichen Kelchen zur Bruderschaft. Stefan, der älteste – wie hieß er sonst noch? – sprach einige Worte auf Seine Exzellenz.
Hortobágyi antwortete herzlich mit einem Hoch auf die Steuerkraft der Bürger. Die beiden Herren waren sichtlich geschmeichelt.
Hortobágyi ließ noch einmal »Auf der Donau, auf der Theiß . . .« spielen und verhieß dem Primgeiger eine leitende Stellung im Ministerium.
So kam das Gespräch auf den Dienst.
Seine Exzellenz schilderte ihn sehr einfach:
»Von acht bis elf schrajb ich Steuern aus, von elf bis ajns kommen die Hofräte und zählen mir den Papiergeld vor. Donn um ajns geh ich wieder auf die Rajtschule – he – ich nenn majnen Kanzlaj nämlich Rajtschule, weil ich immer um die Schrajbtisch herumlauf.«
»Ah – darum.«
»Jo. Donn moch ich bis abends Staatsschulden und schrajb Mahnbriefen an die Lajt, wos mit

Steuern im Rückstand sajn. Sie sajn doch Ihre Verpflichtungen bis hierher immer pünktlichkeitlich nachgekommen, majne Herren?«

»Immer«, versicherten die beiden.

»Dos frajt meine Herz von Herzen. Moncher is in diese Bezüglichkajt ohne Gewissen. Der Rothschild, zum Bajspiel, is mit hajte mit anjgeschlossen acht Millionen schuldig gonz allajn für Hundesteuer – ungerechnet dos ondre. Umsomehr bin ich geentzückt von die Ordnungslieblichkajt von majne verehrte naje Frajnderln.«

Die Frajnderln verbeugten sich, wobei der eine nur schwer wieder hochkam.

»Zu wenig Gymnastik!« schalt Hortobágyi. »Belieben Sie mich zu onsehen – ich übe täglich mit mir. Ober ich könnte auch wetten, doß ich imstande bin, mit majne rechte Sporen linken Ohr zu kratzen.

»Nicht möglich, Exzellenz!«

Die Wette kam zustande – Hortobágyi zog seinen Stiefel aus und kratzte sein linkes Ohr.

»Verzeihung, Exzellenz«, wandte Stefan ein, »es war vom Kratzen mit Sporen die Rede.«

»Hundert Hektoliter Tajfel – so hob ich gevergeßt, doß ich nicht bin in Uniform.«

»Wie – tragen die Finanzminister Sporen zur Uniform?«

»Haat – weißt du dos nicht? Mit wos möchten s' sonst zu immer ernajerter Tätigkajt anspornen

dos gonzen Stetsmenechismus – Stechmasochismus – niederträchtiger Wort! – Staatsmechanismus?«
Doch da half keine Spitzfindigkeit und Ausflucht – der Sekt mußte bezahlt werden.
Der Älteste war hungrig geworden und bestellte Eier mit Sardellen. Als er zu essen anfing, winkte Hortobágyo den Primgeiger herbei und ließ den Radetzkymarsch spielen.
Der alte Herr aß ruhig weiter. Das war nicht ganz in Hortobágyis Sinn, den Gemütskrankheit und die verlorene Wette kampflustig gemacht hatten.
»Ich bitte mir aus, daß Radetzkymarsch zu Ehren von Voter Radetzky stehend geonhört wird.«
»Wieso –? Wozu?«
»Hauptsächlich wajl ich es hoben will, und dann auch aus kaiserlichen und königlichen Patriotismus.«
»So? Na, gut. Zigeuner, komm her! Da hast du hundert Kronen! Spiel bis Mittag die Volkshymne! Ich hoffe, daß Seine Exzellenz sie stehend anhören wird.«
– – – Als Hortobágyi am nächsten Morgen mit heftig schmerzendem Kopfhaar erwachte und sich zur Meldung ankleidete, da ... war ihm immer, als habe er heute nacht irgendwo einen großen Wirbel gehabt. Er konnte sich bloß nicht erinnern, wo ... Doch ja, bei Szikszay. Mit einem alten Herren ... Wie hat er denn schnell

geheißen? ... Stefan. Herrgott, wenn der am Ende den Finanzminister fordert!
Na, geschehen ist geschehen.
Hortobágyi machte sich fertig, kletterte in einen Wagen und fuhr in die Kaserne, um sich beim neuen Regimentskommandanten zu melden.
Als er die Tür des Dienstzimmers öffnete ...
Als er die Tür des Dienstzimmers öffnete, da ... da stand am Fenster in Uniform der ... alte Herr von gestern.
»Herr Oberst ...«, stammelte Hortobágyi und kramte in seinem deutschen Sprachschatz angstgemartert nach dem nächsten Wort. Er fand es nicht.
Herr Oberst von Stefani war ein wenig zusammengezuckt, faßte sich aber alsbald und sagte:
»Sie sind offenbar der zutransferierte gemütskranke Herr Oberleutnant? Ja? Dann danke ich für die Vorstellung – ich weiß schon. Was Ihre Pflichten in meinem Regiment sind, brauche ich Ihnen wohl nicht auseinanderzusetzten. – Nur eins, Herr Oberleutnant: Ich liebe nicht, wenn man zuviel redet. Ein guter Husar kämpft mit dem Arm und hält das M... und Plauschen haß ich – das ist meine Gemütskrankheit. Ich glaube, wir verstehen uns, Herr Oberleutnant!«

Leo Slezak

Theatergeschichten

Glucks »Armida«

In jedem Kameradenkreis gibt es einen, der sich zum Verulken besonders eignet, weil er auf alle möglichen und unmöglichen Scherze und Schnurren immer hereinfällt.
Ich war während der ersten Jahre meiner Künstlerlaufbahn so voll von übermütigen Tollheiten, daß fast kein Tag verging, an dem ich nicht irgend etwas ausheckte.
Das Opfer war fast immer mein Kollege – nennen wir ihn »Balduin« – ein schrecklich lieber und harmloser Kerl.
Nichts war genügend unwahrscheinlich, als daß er es nicht geglaubt hätte.
Von ihm will ich nun erzählen. Da kein Mensch ahnt, wer er ist, darf ich es ruhig tun.
Musikgeschichte war nicht sein Fall, und ihren bescheidensten Anforderungen erlag er wehrlos.
Wir hatten »Armida« von Gluck neu einstudiert.
Eines Abends brachte ich einen alten Herrn mit

einem langen weißen Bart auf die Bühne, es war nach der großen Arie des Rinaldo.
»Lieber Balduin, erlaube, daß ich bekannt mache: Herr Gluck – der Komponist.«
Gluck dankte ihm in entzückenden Worten für die herrliche Wiedergabe seines Werkes.
Balduin strahlte vor Freude und erzählte am nächsten Tage im Kaffeehaus, daß gestern Gluck bei ihm gewesen wäre und ihm seine Bewunderung ausgedrückt hätte.
Wieherndes Gelächter am Stammtisch.
So erfuhr endlich auch Balduin, daß Gluck schon seit zahllosen Jahrhunderten tot sei. – – –
Da kam die Oper »Bajazzo« auf den Spielplan. Balduin sang den Canio.
Meister Leoncavallo, der sich auf der Durchreise in unserer Stadt aufhielt und in der Loge des Direktors der Vorstellung beiwohnt, verlangte auf die Bühne geführt zu werden, um Balduin seine Zufriedenheit auszudrücken.
Eine Flut von italienischen Lobeshymnen ergießt sich über Balduin.
Der betrachtet ihn mißtrauisch und fragt endlich: »Wer sind Sie denn eigentlich?« – –
Leoncavallo, sehr erstaunt, nicht erkannt zu sein: »Sono maestro Leoncavallo!«
»Also wissen Sie, mit mir werden Sie keine solchen Scherze machen«, ruft Balduin empört, »wer weiß, wieviel hundert Jahre Sie schon tot sind!«

Die arabische Zeitung

Ich kaufte bei einem Althändler eine alte, in arabischen Lettern gedruckte Zeitung, umrahmte eine Stelle mit Blaustift und sandte sie per Post an Balduin.
Am nächsten Vormittag, beim üblichen Kollegenplauderstündchen, übergibt mir Balduin mit triumphierender Gebärde die Zeitung mit dem Bemerken: »Sogar in Arabien spricht man von mir!«
»Woher weißt du das?« frage ich mißtrauisch.
»Ich habe diese Zeitung direkt aus Mekka zugeschickt bekommen, weiß aber noch nicht genau, was drinnen steht.«
Kollege Röschen machte sich sofort erbötig, den arabischen Artikel zu übersetzen.
»Ja, können Sie denn Arabisch?«
»Also, wenn Sie nicht wollen, aufdrängen werd ich mich nicht«, antwortete Röschen verletzt.
»Aber seien Sie doch nicht gleich so empfindlich, es ist doch gewiß nicht alltäglich, Arabisch zu sprechen.«
Röschen beruhigt sich allmählich und liest: »Die Oper hatte ihren Festtag. Slezak als Raoul begeisterte das Auditorium zu Beifallsstürmen, wie wohl noch kein anderer Tenor ähnliche zu erwecken vermochte. Seine hohen C und Cis machten die Leute von den Sitzen aufspringen und ---«

Balduin reißt ihm das Blatt aus der Hand und verläßt mit einem energischen: »Das verbitte ich mir!« den Kreis.
Heute, nach vielen Jahren, sucht der Gute noch immer einen Araber, der ihm den Artikel übersetzen könnte.

Am Telephon

Zwei Uhr nachts. Ich konnte nicht schlafen. Balduin hatte sein Telephon auf dem Nachttisch, ich das meine. –
Also klingle ich an.
»Was ist denn los zum Teufel?«
»Hallo, hier Lord Mixpickel, Hotel Bristol, ich möchte gerne uissen, ob Mister Balduin on Sunday den Lohengrin singt?«
»Bitte sehr, ja, ja, ich singe am Sonntag den Lohengrin!«
»Well, oh, das ist aber schade, ich habe geglaubt, Mister Slezak singt, der soll so großartig sein!«
Mit einer Flut von Schimpfworten, aus denen ich mit Bestimmtheit meinen Namen herauszuhören glaubte, läutete er ab. Befriedigt schlief ich ein.

Das Flaschenbier

Wir bekamen einen neuen Kollegen, namens Brunner, den Sohn eines Brauereibesitzers in Olmütz.
Ich stand mit einigen Kameraden im Korridor der Oper beisammen, da hörten wir die Stimme Balduins. Er sang Skalen: mi-mi, mo-mo, mu-mu.
Wir beschlossen, ihn anzuulken. Wie das geschehen werde, wußten wir noch nicht, für alle Fälle und um Zeit zu gewinnen, taten wir sehr empört und bemerkten, daß es eigentlich eine große Gemeinheit wäre, und wir nicht gesonnen seien, uns dies gefallen zu lassen.
Neugierig fragte Balduin sofort, was denn los sei und warum wir so aufgeregt wären.
Da ich keine Ahnung hatte, was ich antworten solle, schrie ich ihn an: »Du weißt es ohnehin, verstelle dich nicht so!«
Erst nachdem Balduin beim Leben seiner Frau, mit der er damals in Scheidung lebte, geschworen hatte, daß er keine Ahnung hätte, worum es sich handle, glaubten wir ihm.
Inzwischen schoß mir ein Gedanke durch den Kopf.
»Also mein lieber Balduin, nachdem wir alle, auf Grund deiner Bemerkungen und im Hinblick auf deinen Schwur, die Überzeugung gewonnen ha-

ben, daß du doch nichts weißt, so erfahre es denn: der junge, erst vor drei Wochen zu uns eingetretene Benjamin – der Brunner, hat den Franz-Josephs-Orden bekommen.« Die Wirkung war verheerend.

Balduin wurde blaß wie Louise in »Kabale und Liebe«. Er gurgelte fassungslos: »Nein!«

Ich: »Ja!«

Er: »Nein!«

So vergingen bange Sekunden.

In tiefverletztem Tone sagte ich, daß ich ja nicht für mich diese hohe Auszeichnung beanspruchen könne – aber er – der um so viel ältere – er, Balduin, müßte sie doch in erster Linie bekommen.

Nachdem ich noch einige Male meine große Jugend als Gegensatz zu seinem vorgeschrittenen Alter ins Treffen geführt hatte, bemerkte er sichtlich nervös, daß der Altersunterschied zwischen uns denn doch nicht so groß wäre, er aber im übrigen keinesfalls gesonnen sei, diesen Affront, den die Ordensverleihung bedeute, ruhig hinzunehmen.

»Ich gehe zum Direktor!«

»Wenn du zu *dem* gehst, erreichst du gar nichts; denn wenn der sieht, daß du dich ärgerst, freut er sich. –

Nein – zum Obersthofmeister mußt du gehn.«

»Großartig, ja, du hast recht! Ich gehe mir jetzt in der Direktionskanzlei die Bestätigung holen,

daß das Unerhörte auch wirklich wahr ist – dann zum Fürsten.«
Der Sekretär des Direktors fragte, womit er dienen könne.
Hinter dem Rücken Balduins zwinkerte ich mit den Augen.
Dieser fragte erregt: »Ich bitte, mir zu sagen, ob das stimmt, daß Herr Brunner, der Kunsteleve, den Franz-Josephs-Orden bekommen hat.«
Der Sekretär verschwand sofort unter dem Schreibtisch – es dürfte ihm jedenfalls etwas heruntergefallen sein, das er längere Zeit nicht finden konnte.
Als er sich wieder aufrichtete, sagte er verbindlich: »Ich bitte, *amtlich* ist mir noch nichts bekannt.«
Balduin raunte mir leise zu: »Der Jesuit weiß alles!«
»Herr Sekretär, ich bitte mich zur Audienz bei seiner Durchlaucht vorzumerken.«
»Bitte sehr, sagen wir Samstag elf Uhr. – Nicht wahr – Gehrock!«
»Ich danke, ich weiß.« –
Nächster Morgen. –
Balduin erscheint vor dem Theater, ich trete zu ihm und sage: »Ich hab's.«
»Was hast du denn schon wieder?«
»Den Grund!«
»Was für einen Grund?«

»Den Grund, warum Brunner den Franz-Josephs-Orden bekommen hat!«
»Ah! – Erzähle.«
»Aber bitte – Diskretion, strengste Diskretion, ich habe es zwar aus zuverlässigster Quelle, aber man muß in solchen Sachen sehr vorsichtig sein!«
»Selbstverständlich – kein Sterbenswort. – Du kennst mich doch!«
»Ob ich dich kenne! – Also denke dir, der alte Brunner liefert seit Jahren dem Erzbischof von Olmütz das Flaschenbier, der ihm dieses jahrelang schuldig geblieben ist.
Nun, nachdem der alte Brunner den Erzbischof einige Male gemahnt hatte und dieser nicht zahlen konnte, hat er, der Erzbischof, dem jungen Brunner, als Äquivalent dafür, den Franz-Josephs-Orden verschafft!«
Entgeistert blickte er mich an und rang nach Worten.
»Und wenn ich den Orden jetzt bekomme, nehme ich ihn nicht!«
Nachdem er mich nochmals seiner unbedingten Verschwiegenheit versichert hatte, ging er in den Klub und erzählte sofort die ganze Sache, was ein allgemeines Wiehern auslöste.
Als er nun gar die Quelle nannte, da war des Gelächsters kein Ende.
Samstag um zehn erschien Balduin im Gehrock und Zylinder in der Direktionskanzlei und er-

kundigte sich, ob die Audienz beim Fürsten stattfinde?

Der Beamte bekam es nun mit der Angst, seine – quasi – Mithilfe zu so einem Schabernack gegeben zu haben, der bis zum Obersthofmeister Seiner Majestät getragen werden sollte, nahm Balduin beiseite und sagte ihm vertraulich:

»Aber Herr Kammersänger, die ganze Ordensgeschichte mit dem Brunner ist ja ein Scherz, das ist ja gar nicht wahr. – Bedenken Sie doch – wenn jemandem ein Orden verliehen werden sollte, so wären doch *Sie* der einzige, der in Betracht käme!«

»So? – Ah! – Na ja! – Ich danke!«

Wie erlöst trat er auf mich zu. – »Du Leo, soeben erfahre ich, daß das mit dem Brunner nicht wahr ist – und auch die Sache mit dem Flaschenbier ist erlogen. Ich begreife nicht, wie ein vernünftiger Mensch auf so einen offensichtlichen Blödsinn hereinfallen kann. Da bist du, mein lieber Leo, einmal tüchtig aufgesessen.«

Mit glücklichem Gesichtsausdruck ging er heim – im Gehrock und Zylinder.

Exzellenzen lassen bitten

Von gekrönten und gescheiten Häuptern

Weltgeschichte ist die Summe dessen, was vermeidbar gewesen wäre.

Konrad Adenauer

Wilhelm Auffermann

Abraham a Santa Clara, der fröhliche Schwabe

Als Pater Abraham a Santa Clara, der urwüchsige Hofprediger Kaiser Leopolds I., in jungen Jahren noch Ulrich Megerle hieß und auf Schusters Rappen frohgemut gegen Wien zog, kam er eines Tages durch eine Ortschaft, die keine Herberge hatte. Das war nicht schlimm, denn Ulrich Megerles Batzen waren ohnedies zu Ende. Da knurrte just beim Häuschen einer alten Jungfrau ganz deutlich und vernehmbar in seinem Magen ein hartnäckiges Naturgesetz. Und da der gütige Himmel lediglich Mittagsonne spendete, und sich bekanntlich Naturgebote nicht so leicht umgehen lassen wie jene Gesetze, die sowohl dem armen als dem reichen Scholar das Landstreichen verbieten, beschloß er, um Gottes Lohn vorzusprechen.
Mutig klopfte er an.
Die geizige Jungfrau saß gerade bei Tisch und schmatzte.
»Ach, es ist aber gar nichts übriggeblieben«, sagte sie, als sie schließlich die Tür öffnete.
Doch der junge Scholar war an Kummer und

Geiz gewöhnt und ließ sich nicht so leicht abweisen: »Der Herr speiste mit fünf Broten und zwei Fischen fünftausend Männer, viele Frauen und Kinder, und es blieben doch zwölf Körbe voll Reste.. Ob sie ihm nicht wenigstens einen Löffel Suppe geben könne?«

»Nein«, log die geizige Jungfrau und schluckte schnell den letzten Bissen. »Es ist alles aufgegessen. Nicht ein Tröpfchen ist mehr in der Schüssel.«

»Aber ein paar alte Knöpfe würden doch noch im Hause sein?«

»Knöpfe? Was willst du denn mit alten Knöpfen?«

»Mein Gott, ein fahrender Schüler im Herrn ißt alles, und die Knöpfe bleiben wenigstens eine Weile im Magen liegen. Ein Knopfsüppchen ist ein gar wohlschmeckendes Gericht in meiner Heimat Schwaben.«

Die Jungfrau hatte noch nie etwas von einer Knopfsuppe gehört und schüttelte verwundert den Kopf. Aber schließlich ein paar alte Knöpfe konnte sie wohl spendieren.

»Wie soll ich denn die Suppe kochen?« meinte sie.

Das erklärte ihr der pfiffige Scholar. Die Jungfrau kramte in ihrer Schatulle, setzte einen Topf mit Wasser auf den Herd und rührte eine Handvoll alter Knöpfe hinein.

»So«, sagte Ulrich Megerle, »nun muß das eine

Weile sieden und dann gehört ein Stück Butter nachgeworfen.«

Die Jungfrau tat wie befohlen, und ihre Nasenflügel bebten vor Neugierde, wie dem Jüngling so eine Knopfsuppe bekommen würde.

Der schlaue Schwabe schmeckte ein Quentchen und sagte:

»Das Süppchen wird nicht schlecht, es fehlen nur noch einige Eier hinein, eine Prise Salz und etwas Mehl.«

Seufzend holte die Jungfrau auch die Eier herbei.

Und wie sie zum Schluß die Suppe beschaute, da merkte sie erst, was für Feinschmecker die Schwaben sind; denn die Brühe war kräftig wie noch nie und schmeckte dem Jüngling großartig.

Die schweren Knöpfe aber lagen ganz unten im Topf und hätten – o Wunder! – noch zur weiteren Ausspeisung von mindestens Zehntausend gereicht.

Als sich nach diesem Mirakel der Scholar verabschiedete, wünschte er alles Gute und den Himmel obendrein.

Sprach die bissige Jungfrau: »Ach, wenn ich nur den Himmel bekomme, will ich gerne alles andere missen.«

»Zweifle nicht«, antwortete demütig der Schwabe, »denn es wäre gegen die Schrift, wenn du nicht in den Himmel kommst. Es gehe, wie es wolle, du mußt hinein.«

Ungläubig staunte ihn die Jungfrau an.
»Tu deinen Mund auf!« befahl er.
Die Jungfrau folgte und öffnete weit ihre Kinnladen.
»Siehe, du kannst unmöglich in die Hölle kommen, wo sein wird Heulen und Zähneklappern, da du – vom vielen Essen keine Zähne mehr hast. Also sei getrost!«
Und Ulrich Megerle setzte hurtig seinen Schusterrappen in Trab und ritt frohgemut weiter gegen die sündige Kaiserstadt.

. . . und ein fröhliches Herz lebt am längsten.

William Shakespeare

Haydn und Mozart

Mozart, der Haydn foppen wollte, wettete einmal mit ihm, daß Haydn nicht in der Lage sei, eine Komposition von ihm vom Blatt zu spielen. Haydn nahm die Wette an und setzte ein Abendessen mit Champagner als Preis aus. Nach kaum vier Minuten überreichte Mozart Haydn ein Blatt Notenpapier und sagte: »Da ist die Komposition, die Sie nicht spielen können.« Haydn setzt sich ans Klavier und beginnt, überrascht von der Einfachheit der Musik, vom Blatt zu spielen. Plötzlich jedoch unterbricht er das Spielen, wendet sich zu Mozart und ruft: »Hallo, Mozart, wie können Sie denn verlangen, daß ich das hier spiele? Meine beiden Hände sind an den Enden des Klaviers ausgestreckt, und trotzdem soll ich hier in der Mitte eine Taste drücken. Das ist unmöglich.« Mozart lachte und nahm dann den von Haydn verlassenen Sitz am Klavier ein, begann zu spielen, und als er zu der Stelle kam, an der Haydn nicht weitergekommen war, beugte er seinen Kopf bis zu den Tasten herab und schlug die betreffende Taste zum großen Ergötzen seiner Zuhörer mit der Nase an. Er hatte die Wette gewonnen.

Anekdote aus Karlsbad

In einer kleinen fröhlichen Abendgesellschaft erzählte Goethe einmal folgende Geschichte von seinem Kuraufenthalt in Karlsbad:
»In meiner Art, auf und ab zu wandeln, war ich seit einigen Tagen an einem alten Mann von etwa 78 bis 80 Jahren häufig vorübergegangen, der, auf sein Rohr mit einem goldnen Knopfe gestützt, dieselbe Straße zog, kommend und gehend. Ich erfuhr, es sei ein vormaliger hochverdienter österreichischer General aus einem alten, sehr vornehmen Geschlecht. Einigemal hatte ich bemerkt, daß der Alte mich scharf anblickte, auch wohl, wenn ich vorüber war, stehenblieb und mir nachschaute. Indes war mir das nicht auffallend, weil mir dergleichen wohl schon begegnet ist. Nun aber trat ich einmal auf einem Spaziergang etwas zur Seite, um, ich weiß nicht was, genauer anzusehen. Da kam der Alte freundlich auf mich zu, entblößte das Haupt ein wenig, was ich natürlich anständig erwiderte, und redete mich folgendermaßen an: Nicht wahr, Sie nennen sich Herr Goethe? – Schon recht. – Aus Weimar? – Schon recht. – Nicht wahr, Sie haben Bücher geschrieben? – O ja. – Und Verse gemacht? – Auch. – Es soll schön sein.

– Hm! – Haben Sie denn viel geschrieben? – Hm; es mag so angehen. – Ist das Versemachen schwer? – Soso. – Es kommt wohl halt auf die Laune an, ob man gut gegessen und getrunken hat, nicht wahr? – Es ist mir fast so vorgekommen. – Na, schauen's, da sollten Sie nicht in Weimar sitzenbleiben, sondern halt nach Wien kommen. – Hab' auch schon daran gedacht. – Na, schauen's, in Wien ist's gut; es wird gut gegessen und getrunken. – Hm! – Und man hält was auf solche Leute, die Verse machen können. – Hm! – Ja, dergleichen Leute finden wohl gar – wenn's sich gut halten, schaun's, und zu leben wissen – in den ersten und vornehmsten Häusern Aufnahme. – Hm! – Kommen's nur, melden's sich bei mir; ich habe Bekanntschaft, Verwandtschaft, Einfluß; schreiben's nur: Goethe aus Weimar, bekannt von Karlsbad her. Das letzte ist notwendig zu meiner Erinnerung, weil ich halt viel im Kopf hab'. – Werde nicht verfehlen. – Aber sagen's mir doch, was haben's denn geschrieben? – Mancherlei, von Adam bis Napoleon, vom Ararat bis zum Blocksberg, von der Zeder bis zum Brombeerstrauch. – Es soll alles so berühmt sein. – Hm! leidlich. – Schade, daß ich nichts von Ihnen gelesen und auch früher nichts von Ihnen gehört habe. Sind schon neue verbesserte Auflagen von Ihren Schriften erschienen? – O ja, wohl auch. – Und es werden wohl noch mehr erscheinen? – Das wollen wir hoffen. – Ja, schauen's, da kauf ich Ihre Werke nicht. Ich kaufe halt nur Ausgaben der letzten Hand; sonst hat man immer Ärger, ein schlechtes Buch zu besitzen, oder man muß dasselbe Buch zum zweiten Male kaufen. Darum warte ich, um sicher zu gehen, immer den Tod der Autoren ab, ehe ich ihre Werke kaufe. Das ist Grundsatz bei mir, und von diesem Grundsatz kann ich halt auch bei Ihnen nicht abgehen.«

Als sich dieses spaßige Begebnis abspielte – es geschah im Jahre 1816 – war Goethe Geheimrat, Minister und Exzellenz. Es kennzeichnet seinen Sinn für Humor, daß er sich selbst zum Darsteller dieser köstlichen Anekdote machte.

Ludwig Richter

Künstler in Rom

Der Maler Flor hatte im Anfang des Sommers Rom verlassen, um nach seiner Vaterstadt Hamburg zurückzukehren. Dieser sehr beliebten Persönlichkeit fühlte man sich dankbar verpflichtet; denn er war ja stets bereit gewesen, die Künstlerschar zu heiteren Versammlungen und kleinen Festen zusammenzubringen, welche sich durch seine und anderer gesellige Talente höchst ergötzlich gestalteten. Natürlich war der beliebte Genosse mit einem solennen Abschiedsschmaus entlassen worden, und mit Rührung hatte man ihn scheiden sehen. Zu aller Erstaunen hieß es plötzlich: Flor ist wieder da! Ein Schrecken vor dem Winter in seiner Vaterstadt und noch mehr ein Heimweh nach dem geliebten Rom war ihm ins Herz gefahren, als er im Herbst bis an den Fuß der Alpen gelangt war, und kurz entschlossen wandte er sein Antlitz stracks nach Süden und pilgerte wieder mit Sack und Pack der ewigen Stadt zu, umgekehrt wie der edle Tannhäuser, welcher Rom trostlos verließ, um wieder in seinen Venusberg zu fahren.
Flors Wiederkehr wurde wie ein Lauffeuer im

Café Greco, Lepre und Chiavica bekannt, und sogleich wurde der lustige Beschluß gefaßt, es dürfe ihn keiner als Flor anerkennen, jeder müsse sich ihm gegenüber fremdstellen. Dies wurde denn auch auf das spaßhafteste durchgeführt, wobei der Bildhauer Braun, ein Erzschalk, die Hauptrolle spielte. Als Flor erfreut auf ihn zueilte und ihn vertraulich begrüßte, wurde er höflichst um Nennung seines Namens ersucht und bedeutet, daß man sich durchaus nicht erinnern könne, seine Bekanntschaft gemacht zu haben. Allerdings sehe er einem gewissen Flor ähnlich, einem sehr liebenswürdigen, aber höchst veränderlichen Menschen, der jahrelang hier gelebt, stets mit seiner Abreise gedroht, aber immer wieder sich anders besonnen habe und dageblieben sei. In diesem Sommer sei er aber wirklich abgereist und genieße jetzt jedenfalls Ehre und Freude die Fülle in seiner Vaterstadt. Auch hätten seine römischen Freunde ihm ein brillantes Abschiedsfest gegeben, an welches er gewiß mit vieler Rührung zurückdenken werde.

Mit ähnlichen Reden wurde er von jedem empfangen, an den er sich wendete; überall, wo er hinkam, hieß es, er sei nicht der echte und rechte Flor, und da es ihm nicht gelingen konnte, die Leute von seiner Identität zu überzeugen, so irrte er in Rom herum, wie Peter Schlemihl, der seinen Schatten verloren hatte, bis man endlich mit ihm übereinkam, einen Zug nach der Cervara, einem antiken Steinbruch in der Campagna, zu veranstalten, ihn dort feierlichst als den alten und echten Flor anzuerkennen und wieder aufzunehmen, und so den Scherz mit einem Feste zum Abschluß zu bringen.

*Heiterkeit und Freudigkeit ist der Himmel,
unter dem alles gedeiht, Gift ausgenommen.*

Jean Paul

Hermann Ulbrich-Hannibal

Aus dem alten München

Als am Hofe Maximilians I. von Bayern einmal die jungen Prinzessinnen in Streit geraten waren, bezeichnete eine die andere in Gegenwart der Königin als »Frauenzimmer«.
Die Königin war außer sich, daß dieses damals höchst anstößige, schreckliche Wort bis zu ihren Töchtern gedrungen war, und stellte unverzüglich ein strenges Verhör an, um den Hof von Subjekten zu säubern, die derartige Ausdrücke verbreiteten.
Aber weder die Oberhofmeisterin noch die Hofdamen fühlten sich schuldig.
Während der heftigen Auseinandersetzung erschien der König und fragte nach der Ursache, erhielt aber weder von seiner Gemahlin noch von den Hofdamen eine Antwort. Ärgerlich ging er davon und schimpfte: »Frauenzimmer!«
Nun war das Rätsel gelöst und die Hofdamen waren gerettet.

Wilhelm von Scholz

Das Caruso-Gastspiel

Caruso-Gastspiel. Soviel die Plätze kosteten, sie waren alle verkauft! Selbst die gefälschten sogenannten »Überraschungskarten« von den fliegenden, an Straßenecken oder hinter Haustüren tuschelnden Billethändlern waren vergriffen. Was werden die ahnungslosen Käufer für Gesichter machen, wenn sie abends versuchen, auf diese teuren Karten ins Theater zu kommen –!
Wir damals Jungen hatte es besser, da an den Hoftheatern ein freundlich-liberaler Geist herrschte. Die wir als Autoren, Regievolontäre, Freunde dieses oder jenes Protagonisten irgendeine Beziehung zum Theater hatten, wurden nicht vertrieben, als wir uns hinter den Kulissen einfanden, den großen Sänger zu sehen und zu hören. Es war ein vollzähliges zweites Publikum hinter den Kulissen des Münchner Nationaltheaters, fast so groß wie das jenseits der Rampe; die Inspizienten hatten alle Mühe, die Gassen für die Auftritte und Abgänge der Darsteller freizuhalten.
Ich brauche unsere Begeisterung nicht zu schildern; sie war schon dadurch hell entflammt, daß

wir jungen Leute viel näher als das Publikum umsonst den größten Tenor der Erde sehen und hören durften. Und dann sang er! Eine ferne Erinnerung geben seine mit neuer Orchesterbegleitung nun elektrisch aufgenommenen Platten. Aber sie deuten Spiel und Temperament dieses geborenen Opernsterns, dieses Gipfels aller Tenöre doch nur eben an. Die Wirkung seines unmittelbaren Spiels und Gesangs ist so wenig übertragbar wie zu schildern.

In der Aufführung der »Bohème«, von der ich spreche, gab es einen Unfall. Nach dem vorletzten Akt wollte sich der bejubelte Gast eben von der Rampe in seine Garderobe begeben, als endlich der Beifallssturm sich gelegt hatte. Da fiel ihm ein Zugseil oder eine Soffitte auf den Kopf – er taumelte – Panik entstand hinter der Szene – sein Impresario jammerte: »Wenn er mir jetzt hin ist!« – der Theaterarzt und einige andere zufällig anwesende Ärzte stürzten herbei – indessen hilfreiche Hände den Wankenden in seine Garderobe führten und auf den Diwan betteten.

Die Ärzte, die keine erkennbare Verletzung feststellen konnten, verordneten Ruhe. Der Impresario verlangte vom Intendanten, die Vorstellung müsse abgebrochen werden. Caruso dürfe an diesem Abend nicht mehr auftreten. Er selbst aber sprang – nachdem, wie ein loser Spötter sagte, es Stoff genug für eine Zeitungsnotiz geworden war, frisch und elastisch vom Lager auf, rief »Va bene!« und sang den letzten Akt noch herrlicher als die vorangegangenen.

Solch ein Ereignis schwängert die Luft wie mit einem feinen atmosphärischen Gift, das erst Schreck, Erregung, Angst ist und dann, ist deren Wirkung glücklich überstanden, wie eine stille Ermattung und Lähmung über allem liegt, ein Versagen und Nachgeben. Das blieb wie ein feiner Staub noch lange im Raum stehen, als der Beifallssturm im Publikum, das von dem Zwischenfall überhaupt nichts wahrgenommen hatte, nach zahllosen Hervorrufen, Blumenkaskaden und Kränzen endlich nur noch dünn von einer Schar Unentwegter sozusagen epilogisiert wurde und Caruso längst umgezogen war und das Haus verlassen hatte.

Der damalige Intendant, Baron Speidel, war allmählich wie aus einer Ohnmacht wieder zu sich gekommen. Er schritt über die nur noch von ein paar Arbeitslampen erhellte Bühne, auf der zwei, drei Männer dies und das wegräumten, fast wie ein Halbbetäubter dem Ausgang zu.

Dort wartete der Pförtner, ein bekanntes Münchner Original, bereits auf die letzten das Haus Verlassenden, um die Portiersloge abzuschließen und heimzugehen. Er trat, als er Baron Speidel bedächtig dem Ausgang zuschreiten sah, auf die Stufen vor seinem Schiebefensterchen und sagte, sich respektvoll einer möglichst hochdeutschen Aussprache befleißigend: »Herr Intendant, des is nochamal gut gangen. Aber wissens, Herr Baron, wenn er wär' invalid word'n, nachher hättn mir ihn noch vollends totschlagen müssen! Dös hättn mir zahln kennen. Eine Pension dahingegn, die hättn mir niemals zahln kennen!«

Es steht nicht fest, wann der liebenswürdige gute Baron Speidel, der in all seinen Tagen gewiß keinen größeren Schreck als an diesem Abend erlebt hatte, in den müden Gedanken des Heimwegs von dieser furchtbaren und zwingenden Alternative seines Pförtners freigeworden ist.

Georg Albrechtskirchinger

Der schlagfertige Krenkl

Franz Xaver Krenkl, Lohnkutscher und Pferdehändler von Beruf, war das Original eines Münchner Bürgers in der ersten Hälfte des vorigen Jahrhunderts.
Gern und oft ging er ins Theater. Einmal saßen neben ihm zwei Herren, die sich während des Stückes ziemlich laut miteinander unterhielten. Das störte Krenkl, und er sagte: »Meine Herrn, sans doch stad«. Weil das nichts nützte, wiederholte er seine Bitte: »Jetzt sans doch endlich einmal stad!« Auch diese kräftigere Forderung wurde nicht beachtet. Da stand Krenkl fuchsteufelswild auf und sagte laut: »Herrschaft, i hab zwölf Kreuzer zahlt und möcht des Stück hörn, net Euer Gschwatz!« Nun erhob sich einer der Herrn und meinte entrüstet: »Sind Sie nicht so vorlaut. Sie sollten wissen, wen Sie vor sich haben.« Krenkl entgegnete: »Nun, wer sind Sie denn nacha?« »Ich bin der Magistratsrat Fuchs«. Schlagfertig antwortete Krenkl: »Daß Sie ein Viech sind, hab i mir gleich denkt, aber daß Sie a Fuchs san, des hab i net gwußt.«
Krenkl hatte immer gute Rösser im Stall. Einst

fuhr er zwei neuerworbene Pferde ein. Da erblickte er vor sich in einer Kutsche König Ludwig, der sich aus Sparsamkeit für seinen Privatgebrauch nur billige Pferde hielt. Stolz fuhr Krenkl mit seinen strammen Rossen ihm vor. Der König rief: »Weiß Er nicht, daß das Vorfahren verboten ist?« Durch einen Peitschenknall trieb Krenkl seine Pferde weiter an, wandte den Kopf zurück und schrie: »Wer ko, der ko!«
Wenige Tage darauf kaufte ihm Ludwig jene beiden Rösser für den königlichen Marstall ab. Beim nächsten Oktoberfest fuhr der König damit auf die Wiese. Krenkl war natürlich auch dort. Nach dem Rennen wollte er eben den Platz verlassen, als die Bürgerwehr seinem Gefährt den Weg versperrte, da sich die Hofwägen eben anschickten wegzufahren. Krenkl hielt Wagen und Roß zurück. Ludwig fuhr vorüber, sah Krenkl warten und zahlte ihm lächelnd heim mit den Zuruf: »Ja, Krenkl, wer kann, der kann!«

Eine Schulvisitation

Der Münchner Stadtschulrat und Honorarprofessor Georg Kerschensteiner (1854–1932) betrat eine Klasse, setzte sich auf das Pult, schaute sich ein wenig um und begann dann in bairischer Mundart: »Eigentlich müaßt i euch jetzt prüfn. I hab aber den Kopf voller Sorgen. I möcht mir a Haus baun und weiß net, wia ma des macht.« Die Schüler staunten. Dann rief ein Bub von hinten: »Ja, habn S' denn scho an Bauplatz?« Kerschensteiner schüttelte betrübt den Kopf. »Zerscht müassn S' doch an Bauplatz ham! – und wo wolln S' denn überhaupt hinbaun?« – »Nach Bogenhausen.« »O mei, da kommen S' teuer nei!« »Weiß schon. Wieviel Quadratmeter werd i denn braucha?« Ein Bub meldete sich und sagte: »Mei Vata is a Maurerpalier. Der sagt, zu an gscheitn Häusl brauchst alleweil dreihundertfuchzg Quadratmeter, wenn no a bißl a Gartn übrigbleibn soll.« »Und was kost der Quadratmeter?« »In Bogenhausen! Ja mit sechs Markl derfn S' da scho rechnen.« Kerschensteiner: »Was kost mi dann des?« Die Schüler begannen eifrig zu rechnen. Das Ergebnis riefen sie nach vorn. »Hm«, überlegte der Stadtschulrat, »des is für mi zu teuer. I mach des Haus um a Viertel kloaner.

Was müaßt i dann zahln?« Wiederum wird eifrig gerechnet und gemeldet, was herauskommt. »Können S' des derpacken?, fragt einer voll Teilnahme. »I glaub scho«, entgegnet der Schulrat. »Jetzt möcht i aber no wissen, wieviel Zentner Zement i brauch.« Der Palierbub hebt wieder den Finger und schreeit: »Dreihundert Zentner werdn S' scho ham müassn. Und der Zentner kost zwoa Mark fünfavierzg.« Die Kinder fingen nun gleich von selbst an, das zu errechnen. Nach einigen weiteren Fragen zum Thema hatte sich der Schulrat vom Stand der Klasse im Rechnen ein Bild verschafft.

Jetzt druckt mi noch was«, fing Kerschensteiner wieder an.« I möcht nämlich auch noch a Reis' machen.« Schon rief einer: »Da gang i glei nach China!« »Wie kommt man denn da hin?« »Da kann ma mit'm Schiff fahren oder mit der Eisenbahn.« Ein anderer fiel ein: »I fahrat mit da Eisenbahn. Da gehts übern Baikalsee.« Der Schulrat warf ein: »China ist mir zu weit. I möcht in deutschen Landen bleibn.« Ein Schüler rief: »I gang nach Wien oder Berlin.« Ein anderer: »I fahrat an die Ostsee zum Baden und Bernsteinsuchen. Dort gibt's an Bernstein.« Ein Knabe schlug vor: »Schiffahrn auf'm Rhein tat i.« Kerschensteiner: »Ja, der Rhein gfällt mir am besten. Wo kommt denn der her? »Der Rhein entspringt auf dem St. Gotthard. Er fließt durch den Bodensee und mündet in die Nordsee.« »Auf dem Rhein gehts aber anders zu wie auf unserer Isar«, warf der Schulrat ein. »Freili, der Rhein is tief und breit, zweihundertfünfzig Meter, fünfhundert Meter, achthundert Meter. Da habn viel Schiff Platz, große Personendampfer und Schleppdampfer ziehen große Schleppkähne.« Kerschensteiner: »Im Rhein gibt's gute Fische.« »Sogar Lachsforellen, aber die san Ihnen wieder z' teuer.« Der Schulrat wirft der Klasse ein neues Stichwort zu: »Am Rhein gibt's wichtige Städte.« »Duisburg hat den größten Flußhafen von unserer Welt. Da werd vui Sach verladen: Kohlen, Erz, Holz, Getreide.« »In Köln is a schöner Dom, a gotischer, der is net aus Backstoana aufbaut, sondern aus hartem weißen Sandstein.« »In Speyer is der älteste und größte Dom am Rhein, der is romanisch, mit'm Rundbogen. Dort san acht deutsche Kaiser begraben.«

Die Zeit fliegt dahin. Da streckt der Oberlehrer den Kopf herein und erinnert daran, daß es schon halb eins geworden ist.

»Auweh«, schreit Kerschensteiner und springt auf. »Und dabei gibt's heut Dampfnudeln bei mir; da krieg i gschimpft, wenn i zu spät heimkomm. Buben, gut habt's euer Sach gmacht. Pfüat enk Gott.«

D' Leut sind halt Leut

Geschichten von Zuhause

Gott hat Humor, denn er hat den Menschen geschaffen.

Gilbert Keith Chesterton

Ludwig Thoma

Auf der Elektrischen

In München. Der schwere Wagen poltert auf den Schienen; beim Anhalten gibt es einen Ruck, daß die stehenden Passagiere durcheinander gerüttelt werden.
Ein Schaffner ruft die Station aus.
»Müliansplatz!«
Heißt eigentlich Maximiliansplatz.
Aber der Schaffner hat Schmalzler geschnupft und kann die langen Namen nicht leiden.
Ein Student steigt auf. Er trägt eine farbige Mütze, und der Schaffner salutiert militärisch.
Er weiß: das zieht bei den Grünschnäbeln. Sie bilden sich darauf was ein.
Und wenn sich Grünschnäbel geschneichelt fühlen, geben sie Trinkgelder.
Er ist Menschenkenner und hat sich nicht getäuscht.
Der junge Herr mit der großen Lausallee gibt fünf Pfennige.
Er sieht dabei den Schaffner nicht an; er sieht gleichgültig ins Leere; er zeigt, daß er dem Geschenke keine Bedeutung beimißt. Der Schaffner salutiert wieder.

Wumm! Prr!
Der Wagen hält.
»Deonsplatz!« schreit der Schaffner.
Heißt eigentlich Odeonsplatz.
Eine Frau, die ein großes Federbett trägt, schiebt sich in den Wagen. Ein Sitzplatz ist noch frei.
Die Frau zwängt sich zwischen zwei Herren. Sie stößt dem einen den Zylinder vom Kopfe.
Das ärgert den Herrn. Er klemmt den Zwicker fester auf die Nase und blickt strafend auf das Weib.
»Aber erlauben Sie!« sagt er.
–?!–
»Aber erlauben Sie, mit einem solchen Bett!«
Die Leute im Wagen werden aufmerksam.
Der Mann scheint ein Norddeutscher zu sein; der Sprache nach zu schließen. Ein besserer Herr, der Kleidung nach zu schließen.
Was fällt ihm ein, die arme Frau aus dem Volke zu beleidigen?
Ein dicker Mann, dessen grünen Hut ein Gemsbart ziert, verleiht der allgemeinen Stimmung Ausdruck.
»Warum soll denn dös arme Weiberl net da herin sitzen? Soll's vielleicht draußen bleib'n und frier'n? Bloß weil's dem nobligen Herrn net recht is? Wenn ma so noblig is, fahrt ma halt mit da Droschken!«
Der dicke Mann ist erregt. Der Gemsbart auf seinem Hute zittert.

Einige Passagiere nicken ihm beifällig zu; andere murmeln ihre Zustimmung. Ein Arbeiter sagt: »Überhaupt is de Tramway für an jed'n da. Net wahr? Und dera Frau ihr Zehnerl is vielleicht g'rad so guat, net wahr, als wia dem Herrn sei Zehnerl.«
Die Frau mit dem Bett sieht recht gekränkt aus. Sie schweigt; sie will nicht reden; sie weiß schon, daß arme Leute immer unterdrückt werden.
Sie schnupft ein paarmal auf und setzt sich zurecht. Dabei fährt sie mit dem Bette ihrem anderen Nachbarn ins Gesicht.
Der stößt das Bett unsanft weg und redet in soliden Baßtönen: »Sie, mit Eahnan dreckigen Bett brauchen S' mir fei 's Maul net abwisch'n! Glauben S' vielleicht, Sie müassen's mir unta d' Nasen halt'n weil S' as jetzt aus 'm Versatzamt g'holt hamm?«
Die Passagiere horchen auf.
Da ist noch einer, der die Frau aus dem Volke beleidigt; aber, wie es scheint, ein süddeutscher Landsmann.
Die Stimmung richtet sich nicht gegen ihn. Übrigens sieht er so aus, als wenn ihm das gleichgültig sein könnte.
Er hat etwas Gesundes an sich, etwas Robustes, Hinausschmeißerisches.
Er imponiert sogar dem Herrn mit dem grünen Hute.
Und dann, alle haben es gesehen:

Die Frau ist ihm wirklich mit dem Federbette über das Gesicht gefahren. So etwas tut man nicht. Der Mann selbst ist noch nicht fertig mit seiner Entrüstung. Er wirft einen sehr unfreundlichen Blick auf die Frau aus dem Volke und einen sehr verächtlichen Blick auf das Bett.
Er sagt: »Überhaupt is dös a Frechheit gegen die Leut', mit so an Bett do rei'geh'. Wer woaß denn, wer in dem Bett g'leg'n is? Vielleicht a Kranker; und mir fahren S' ins G'sicht damit! Sie ausg'schamte Person!« Einige murmeln beifällig.
Der Mann mit dem grünen Hute gerät wieder in Zorn.
Er sagt: »Der Herr hat ganz recht. Mit so an Bett geht ma net in a Tramway. Da kunnten ja mir alle o'g'steckt wer'n. Heuntzutag, wo's so viel Bazüllen gibt!«
Der Gemsbart auf seinem Hute zittert.
Alle Passagiere sind jetzt wütend über die Unverschämtheit der Frau.
Man ruft den Schaffner.
»De muaß außi!« sagt der Mann mit dem Gemsbart, »und überhaupts, wia könna denn Sie de Frau da einaschiab'n? Muaß ma sie vielleicht dös g'fallen lassen bei der Tramway? Daß de Bazüllen im Wag'n umanandfliag'n?«
Der Schaffner trifft die Entscheidung, daß die Frau sich auf die vordere Plattform stellen muß. Sie verläßt ihren Platz und geht hinaus.

»Dös war amal a freche Person!« sagt der Mann mit dem Gemsbart.
Der Herr mit dem Zwicker meint: »Eigentlich war sie ganz anständig. Nur mit dem Bette . . .«
»Was?!« schreit sein robuster Nachbar. »Sie woll'n vielleicht dös Weibsbild in Schutz nehma? Gengan S' außi dazua, wann's Eahna so guat g'fallt!«
Alle murmeln beifällig.
Und der Arbeiter sagt: »Da siecht ma halt wieda de Preißen!«

Ein kalter Wintertag.
Die Passagiere des Straßenbahnwagens hauchen große Nebelwolken vor sich hin. Die Fenster sind mit Eisblumen geziert, und wenn der Schaffner die Türe öffnet, zieht jeder die Füße an; am Boden macht sich der kalte Luftstrom zuerst bemerklich. Die Passagiere frieren, nur wenige sind durch warme Kleidung geschützt, denn der Wagen fährt durch eine ärmliche Vorstadt.
Da kommt ein Herr in den Wagen; er trägt einen pelzgefütterten Überrock, eine Pelzmütze, dicke Handschuhe.
Er setzt sich, ohne seiner Umgebung einen Blick zu schenken, zieht eine Zeitung aus der Tasche und liest.
Die anderen Passagiere mustern ihn; das heißt

seine untere Partie. Die obere ist hinter der Zeitung versteckt.
Die größte Aufmerksamkeit schenkt ihm ein behäbiger Mann, der ihm gerade gegenübersitzt.
Er biegt sich nach links und rechts, um hinter die Zeitung zu schauen. Es geht nicht.
Er schiebt mit der Krücke seines Stockes das hemmende Papier weg und fragt in gemütlichem Tone:
»Sie, Herr Nachbar, wissen Sie, aus welchan Pelz Eahna Hauben ist?«
Der Herr zieht die Zeitung unwillig an sich.
»Lassen Sie mich doch in Ruhe!«
»Nix für ungut!« sagt der Behäbige.
Nach einer Weile klopft er mit seinem Stocke an die Zeitung, die der Herr noch immer vor sich hinhält.
»Sie, Herr Nachbar!«
»Waßß denn?!«
»Sie, dös is fei a Biberpelz, Eahna Haub'n da.«
»So lassen Sie mich doch endlich meine Zeitung lesen!«
»Nix für ungut!« sagt der Mann und wendet sich an die anderen Passagiere.
»Ja, dös is a Biberpelz, de Haub'n. Dös is a schön's Trag'n und kost' a schön's Geld, aba ma hat was, und es is an oanmalige Anschaffung. De Haub'n sag' i Eahna, de trag'n no amal de Kinder von dem Herrn. De is net zum Umbringa. Freili, billig is er net, so a Biberpelz!«

Die Passagiere beugen sich vor. Sie wollen auch die Pelzmütze sehen.
Aber man sieht nichts von ihr; der Herr hat sich voll Unwillen in seine Zeitung eingewickelt.
Da wird sie ihm wieder weggezogen. Von dem behäbigen Manne, mit der Stockkrücke.
»Sie, Herr Nachbar...«
»Ja, was erlauben Sie sich denn...?!«
»Herr Nachbar, was hat jetzt de Haub'n eigentlich gekostet?«
Der Herr gibt keine Antwort.
Wütend steht er auf, geht hinaus und schlägt die Türe mit Geräusch zu.
Der Behäbige deutet mit dem Stock auf den leeren Platz und sagt: »Der Biberpelz, den wo dieser Herr hat, der wo jetzt hinaus is, der hat ganz g'wiß seine zwanz'g Markln kost'; wenn er net teurer war!«

Der alte Professor Spengler fährt jeden Morgen gegen acht Uhr vom großen Wirt in Schwabing bis zur Universität.
Er fällt auf durch seine ehrwürdige Erscheinung; lange, weiße Locken hängen ihm auf die Schultern, und er geht gebückt unter der Last der Jahre.
Ein Herr, der auf der Plattform steht, beobachtet ihn längere Zeit durch das Fenster.
Er wendet sich an den Schaffner.

»Wer ist denn eigentlich der alte Herr? Den habe ich schon öfter gesehen.«
»Der? Den kenna Sie nöt?«
»Nein.«
»Dös is do unsa Professa Spengler.«
»So? so? Spengler. M – hm.«
»Professa der Weltgeschüchte,« ergänzt der Schaffner und schüttet eine Prise Schnupftabak auf den Daumen.
»Mhm!« macht der Herr. »So, so.«
Der Schaffner hat den Tabak aufgeschnupft und schaut den Herrn vorwurfsvoll an.
»Den sollten S' aba scho kenna!« sagt er. »Der hat vier solchene Büacha g'schrieb'n.«
Er zeigt mit den Händen, wie dick die Bücher sind.
»So . . . so?«
»Lauter Weltgeschüchte!«
»Ich bin nicht von hier,« sagt der Herr und sieht jetzt mit sichtlichem Respekt auf den Professor.
»Ah so! Nacha is 's was anders, wenn Sie net von hier san,« erwidert der Schaffner.
Er öffnet die Türe.
»Universität!«
Professor Spengler steigt ab. Der Schaffner ist ihm behilflich; er gibt acht, daß der alte Herr auf dem glatten Asphalt gut zu stehen kommt. Dann klopft er ihm wohlwollend auf die Schulter. »Soo, Herr Professa! Nur net gar z' fleißig!«

Er pfeift, und es geht weiter.
Der Schaffner wendet sich nochmals an den Herrn:
»Alle Tag, punkt acht Uhr, fahrt dös alt Mannderl auf d' Universität. Nix wia lauta Weltgeschüchte!«

In Berlin. Der Straßenwagen fährt durch den Tiergarten. Seitab werden Bäume gefällt, und es ist ein sonderbarer Anblick, mitten in der Großstadt Waldarbeit zu sehen.
Der Schaffner wendet sich an einen Herrn, der Ähnlichkeit mit dem Kaiser hat. Die man in Norddeutschland so häufig trifft. Starkes Kinn. Habyschnurrbart.
Der Schaffner sagt: »Das geht nun schon so vier Wochen.«
Er deutet auf die Holzarbeiter.
Der Doppelgänger Kaiser Wilhelms schweigt.
»Wenn sie nur nich den ganzen Tiergarten umschlagen!« sagt der Schaffner.
Keine Antwort.
Der Schaffner versucht es noch einmal.
»Den ganzen Tiergarten! Es wär' doch jammerschade!«
Jetzt blickt ihn der Doppelgänger Kaiser Wilhelms an; strenge und abweisen.
Und er sagt:
»Ich habe nicht die Absicht, mich mit Ihnen in eine Konversation einzulassen.

Kurt Tucholsky

Wo kommen die Löcher im Käse her –?

Wenn abends wirklich einmal Gesellschaft ist, bekommen die Kinder vorher zu essen. Kinder brauchen nicht alles zu hören, was Erwachsene sprechen, und es schickt sich auch nicht, und billiger ist es auch. Es gibt belegte Brote; Mama nascht ein bißchen mit, Papa ist noch nicht da.
»Mama, Sonja hat gesagt, sie kann schon rauchen – sie kann doch noch gar nicht rauchen!« – »Du sollst bei Tisch nicht reden.« – »Mama, guck mal die Löcher in dem Käse!« – Zwei Kinderstimmen, gleichzeitig: »Tobby ist aber dumm! Im Käse sind doch immer Löcher!« Eine weinerliche Jungestimme: »*Na ja* – aber warum? Mama! *Wo kommen die Löcher im Käse her?*« – »Du sollst bei Tisch nicht reden!« – »Ich möchte aber doch wissen, wo die Löcher im Käse herkommen!« – Pause. Mama: »Die Löcher . . . also ein Käse hat immer Löcher, da haben die Mädchen ganz recht! . . . ein Käse hat eben immer Löcher.« – »Mama! Aber dieser Käse hat doch keine Löcher! Warum hat der keine Löcher?« – »Jetzt schweig und iß. Ich hab dir schon hundert-

mal gesagt, du sollst bei Tisch nicht reden! Iß!«
– »Bwww –! Ich möchte aber wissen, wo die Löcher im Käse . . . aua, schubs doch nicht immer . . .!« Geschrei. Eintritt Papa.
»Was ist denn hier los? Gun Ahmt!« – »Ach, der Junge ist wieder ungezogen!« – »Ich bin gah nich ungezogen! Ich will nur wissen, wo die Löcher im Käse herkommen. Der Käse da hat Löcher, und der hat keine –!« Papa: »Na, deswegen brauchst du doch nicht so zu brüllen! Mama wird dir das erklären!« – Mama: »Jetzt gib du dem Jungen noch recht! Bei Tisch hat er zu essen und nicht zu reden!« –Papa: »Wenn ein Kind was fragt, kann man ihm das schließlich erklären! Finde ich.« – Mama: »Toujours en présence des enfants! Wenn ich es für richtig finde, ihm das zu erklären, werde ich ihm das schon erklären. Nu iß!« – »Papa, wo doch aber die Löcher im Käse herkommen, möcht ich doch aber wissen!« – Papa: »Also, die Löcher im Käse, das ist bei der Fabrikation; Käse macht man aus Butter und aus Milch, da wird er gegoren, und da wird er feucht; in der Schweiz machen sie das sehr schön – wenn du groß bist, darfst du auch mal mit in die Schweiz, da sind so hohe Berge, da liegt ewiger Schnee darauf – das ist schön, was?« – »Ja. Aber Papa, wo kommen denn die Löcher im Käse her?« – »Ich habs dir doch eben erklärt; die kommen, wenn man ihn herstellt, wenn man ihn macht.« – »Ja, aber . . . wie kommen denn die da

rein, die Löcher?« – »Junge, jetzt löcher mich nicht mit deinen Löchern und geh zu Bett! Marsch! Es ist spät!« – »Nein! Papa! Noch nicht! Erkär mir doch erst, wie die Löcher im Käse ...« Bumm. Katzenkopf. Ungeheuerliches Gebrüll. Klingel.
Onkel Adolf. »Guten Abend! Guten Abend, Margot – 'n Ahmt – na, wie gehts? Was machen die Kinder? Tobby, was schreist du denn so?« – »Ich will wissen ...« – »Sei still ...!« – »Er will wissen ...« – »Also jetzt bring den Jungen ins Bett und laß mich mit den Dummheiten in Ruhe! Komm, Adolf, wir gehen solange ins Herrenzimmer; hier wird gedeckt!« – Onkel Adolf: »Gute Nacht! Gute Nacht! Alter Schreihals! Nu hör doch bloß mal ...! Was hat er denn?« – »Margot wird mit ihm nicht fertig – er will wissen, wo die Löcher im Käse herkommen, und sie hats ihm nicht erklärt.« – »Hast dus ihm denn erklärt?« – »Natürlich hab ichs ihm erklärt.« – »Danke, ich rauch jetzt nicht – sage mal, weiß *du* denn, wo die Löcher herkommen?« – »Na, das ist aber eine komische Frage! Natürlich weiß ich, wo die Löcher im Käse herkommen? Die entstehen bei der Fabrikation durch die Feuchtigkeit ... das ist doch ganz einfach!« – »Na, mein Lieber ... da hast du dem Jungen aber ein schönes Zeug erklärt? Das ist doch überhaupt keine Erklärung!« – Na, nimm mirs nicht über – du bist aber komisch! Kannst du mir denn erklären, wo die Lö-

cher im Käse herkommen?« – »Gott sei Dank kann ich das.« – »Also bitte.«
»Also, die Löcher im Käse entstehen durch das sogenannte Kaseïn, was in dem Käse drin ist.« – »Das ist doch Quatsch.« – »Das ist kein Quatsch.« – »Das ist wohl Quatsch; denn mit dem Kaseïn hat das überhaupt nichts zu . . . gun Ahmt, Martha, gun Ahmt, Oskar . . . bitte, nehmt Platz. Wie gehts? . . . überhaupt nichts zu tun!«
»Was streitet ihr euch denn da rum?« – Papa: »Nu bitt ich dich um alles in der Welt; Oskar! du hast doch studiert und bist Rechtsanwalt: haben die Löcher im Käse irgend etwas mit Kaseïn zu tun?« – Oskar: »Nein. Die Käse im Löcher . . . ich wollte sagen: die Löcher im Käse rühren daher . . . also die kommen daher, daß sich der Käse durch die Wärme bei der Gärung zu schnell ausdehnt!« Hohngelächter der plötzlich verbündeten reisigen Helden Papa und Onkel Adolf. »Haha! Hahaha! Na, das ist eine ulkige Erklärung! Der Käse dehnt sich aus! Hast du das gehört? Haha . . .!«
Eintritt Onkel Siegismund, Tante Jenny, Dr. Guggenheimer und Direktor Flackeland. Großes »Guten Abend! Guten Abend! – . . . gehts? . . . unterhalten uns gerade . . . sogar riesig komisch . . . ausgerechnet Löcher im Käse! . . . es wird gleich gegessen . . . also bitte, dann erkäre du –!«

Onkel Siegismund: »Also – die Löcher im Käse kommen daher, daß sich der Käse bei der Gärung vor Kälte zusammenzieht!« Anschwellendes Rhabarber, Rumor, denn großer Ausbruch mit voll besetztem Orchester: »Haha! Vor Kälte! Hast du schon mal kalten Käse gegessen? Gut, daß Sie keinen Käse machen, Herr Apolant! Vor Kälte! Hähä!« – Onkel Siegismund beleidigt ab in die Ecke.

Dr. Guggenheimer: »Bevor man diese Frage entscheiden kann, müssen Sie mir erst mal sagen, um welchen Käse es sich überhaupt handelt. Das kommt nämlich auf den Käse an!« Mama: »Um Emmentaler! Wir haben ihn gestern gekauft ... Martha, ich kauf jetzt immer bei Danzel, mit Mischewski bin ich nicht mehr so zufrieden, er hat uns neulich Rosinen nach oben geschickt, die waren ganz ...« Dr. Guggenheimer: »Also, wenn es Emmentaler war, dann ist die Sache ganz einfach. Emmentaler hat Löcher, weil er ein Hartkäse ist. Alle Hartkäse haben Löcher.«

Direktor Flackeland: Meine Herren, da muß wohl wieder mal ein Mann des praktischen Lebens kommen ... die Herren sind ja größtenteils Akademiker ...« (Niemand widerspricht.) »Also, die Löcher im Käse sind Zerfallsprodukte beim Gärungsprozeß. Ja. Der ... der Käse zerfällt, eben ... weil der Käse ...« Alle Daumen sind nach unten gerichtet, das Volk steht auf, der

Sturm bricht los. »Pö! Das weiß ich auch! Mit chemischen Formeln ist die Sache nicht gemacht!« Eine hohe Stimme: »Habt ihr denn kein Lexikon –?«
Sturm auf die Bibliothek. Heyse, Schiller, Goethe, Bölsche, Thomas Mann, ein altes Poesiealbum – wo ist den . . . richtig!
Grobkalk bis Kerbtiere
Kanzel, Kapital, Kapitalertragssteuer, Karbatsche, Kartätsche, Karwoche, *Käse* –! »Laß mich mal! Geh mal weg! Pardon! Also:
›Die blasige Beschaffenheit mancher Käsesorten rührt her von einer Kohlensäureentwicklung aus dem Zucker der eingeschlossenen Molke.‹« Alle, unisono: »Hast es. Was hab ich gesagt?« . . . »›eingeschlossenen Molke und ist . . .‹ wo geht denn das weiter? Margot, hast du hier eine Seite aus dem Lexikon rausgeschnitten? Na, das ist doch unerhört – wer war hier am Bücherschrank? Sind die Kinder . . .? Warum schließt du den Bücherschrank nicht ab ist gut – hundertmal hab ich dir gesagt, schließ du ihn ab –« – »Nu laßt doch mal: also wie war das? Ihre Erklärung war falsch. Meine Erklärung war richtig.« – »Sie haben gesagt der Käse kühlt sich ab!« – »*Sie* haben gesagt, der Käse kühlt sich ab – ich hab gesagt, daß sich der Käse erhitzt!« – »Na also, dann haben Sie doch nichts von der kohlensauren Zuckermolke gesagt, wie da drinsteht!« – »Was du gesagt hast, war überhaupt Blödsinn!« – »Was verstehst du

von Käse? Du kannst ja nicht mal Bolles Ziegenkäse von einem alten Holländer unterscheiden!«
– »Ich hab vielleicht mehr alten Holländer in meinem Leben gegessen wie du!« – »Spuck nicht, wenn du mit mir sprichst!« Nun reden alle mit einemmal.
Man hört:
– »Betrag dich gefälligst anständig, wenn du bei mir zu Gast bist...!« – »saurige Beschaffenheit der Mickerzolke...« – »mir überhaupt keine Vorschriften zu machen!« ... »Bei Schweizer Käse – ja? Bei Emmentaler Käse – nein!...« – »Du bist hier nicht bei dir zu Hause! hier sind anständige Leute... Wo denn –? Das nimmst du zurück! Das nimmst du sofort zurück! Ich lasse nicht in meinem Hause meine Gäste beleidigen – ich lasse in meinem Hause meine Gäste nicht beleidigen! Du gehst mir sofort aus dem Haus!« – »Ich bin froh, wenn ich raus bin – deinen Fraß brauche ich nicht!« – »Du betrittst mir nicht mehr meine Schwelle!« –»Meine Herren, aber das ist doch...!« – »Sie halten überhaupt den Mund – Sie gehören nicht zur Familie!...« – »Na, das *hab* ich noch nicht gefrühstückt!« – »Ich als Kaufmann...!« – »Nu hören Sie doch mal zu: Wir hatten im Kriege einen Käse –« – »Das war keine Versöhnung? Es ist mir ganz egal, und wenn du platzt: Ihr habt uns betrogen, und wenn ich mal sterbe, betrittst du nicht mein Haus!« – »Erbschleicher!« – »Hast du das –!« – »Und ich

sag es ganz laut, damit es alle hören: Erbschleicher! So! Und nu geh hin und verklag mich!« – »Lümmel! Ein ganz fauler Lümmel, kein Wunder bei dem Vater!« – »Und deine? Wer ist denn deine? Wo hast du denn deine Frau her?« – »Raus! Lümmel!« – »Wo ist mein Hut? In so einem Hause muß man ja auf seine Sachen aufpassen!«–»Das wird noch ein juristisches Nachspiel haben! Lümmel!...« – »Sie mir auch –!«
In der Türöffnung erscheint Emma, aus Gumbinnen, und spricht: »Jnädje Frau, es is anjerichtt –!«

4 Privatbeleidigungsklagen. 2 umgestoßene Testamente. 1 aufgelöster Soziusvertrag. 3 gekündigte Hypotheken. 3 Klagen um bewegliche Vermögensobjekte: ein gemeinsames Theaterabonnement, einen Schaukelstuhl, ein elektisch heizbares Bidet. 1 Räumungsklage des Wirts.
Auf dem Schauplatz bleiben zurück ein trauriger Emmentaler und ein kleiner Junge, der die dikken Arme zum Himmel hebt und, den Kosmos anklagend, weithinhallend ruft:
»Mama! Wo kommen die Löcher im Käse her –?«

Hans Reimann

Panik in der Bergstraße

Sie wohnen doch in dr Bergstraße, nich wahr?«
»Warum dn?«
»Nu ich frage bloß.«
»Freilich, wohnen mir in der Bergstraße. Warum denn?«
»Wo wohnen Sie denn da, wenn ich fragen darf?«
»In der 40.«
»Sie wohnen in der 40? Nu da müßten Se das doch wissen! Das ist doch die Ecke, wo Sommerlattes wohnen, nich wahr?«
»Jja, das ist die Ecke. Warum denn?«
»Na hörn Se, – der arme Mann, der kann einem aber leid tun.«
»Warum denn, was is denn da los?«
»Nu da sin doch de Jalusin runter!«
»Was sagen Sie?«
»Ja, das sin eben die modernen Ehe-Irrungen, die hamm sich doch schon immer nich so recht vertragen. Das war eben eine von den modernen Ehen. Und da hat sie eben ihre Sachen gebackt und is fort bei Nacht un Nebel. Mit em ganz jungen Gerle.«

»Wer denn?«
»Nu de Frau Sommerlatte, ich sags doch immer. Wissen Se denn das noch nich? Die hat ihm doch de ganze Wohnung ausgeräumt. Bloß eine kaputte Bockleiter hat sie ihm dagelassen.«
»Die Frau Sommerlatte?«
»Nu wenn ichs Ihnen sage! Die is ihrem Manne durch die Lappen gegangen. Mit em ganz jungen Gerle. De ganze Wohnung hatse ausgeräumt. Das sin eben die modernen Ehen.«
»De Sommerlatten? Ejja! Mit der hab ich doch erst vor fünf Minuten geredt, die hat sich ja vorhin erst mein Kuchenblech geborgt.«
»De Sommerlatten?«
»Nu natürlich. Die is nich fort. Warum soll die denn durchbrenn. Die is doch ein Herz und eine Seele mit ihrm Mann.«
»Nu warum ham denn die da de Jalusin runter?«
»Weil se de Gardin waschen!«
»Sehnse, ich hab mirs doch balde gedacht, daß da was nich in Ordnung ist.«

Joseph Schlicht

Das Zwangssüpplein

So schön 's am Altare versprochen wird, hinten nach kommt's nach Wochen und Jahren bisweilen anders.
Der Pflaummüller bei Eschlkam und der Schmied von Schwarzenberg hatten's auch brav genug im Sinne. Allein das Schmiedfeuer und der Mehlstaub machen Durst, Durst, Durst und so kam's wie von selbst, daß sie ihren Weibern nicht mehr heimgingen. Tausend und tausendmal beschworen diese ihre Männer bald mit zärtlichem Schmeichelworte, bald mit wetternder Standrede. Schmied und Müller wurden dann zerknirscht und weich wie Wachs; wenn nur Hopfen und Malz und Eschlkam nicht gewesen wäre!
In ihrer Ehestandsnot schritten die Weiber zum äußersten: zur sogenannten »Soldatenkathl«, die im Rufe einer Hexenmeisterin stand. Alle bedrängten Ehefrauen dort herum hatten es als Geheimnis, die Kathl könne es den Männern antun, daß sie aus dem Wirtshaus zu ihren Weibern heimgehen mußten. Gegen ausgiebige Mehlgaben und Eierspenden verbürgte sich nun die Sol-

datenkathl der Schmiedin und Müllerin. Das große Zaubergeheimnis wurde selbstverständlich in den Mantel unverbrüchlichsten Schweigens gehüllt. Allein, wie es geht, die Männer erhielten Wind von dem seltsamen Komplotte: daß ihnen ein Zwangskräutlein in die Suppe gekocht werde, das sie, auf der Wirtsbank zauberkräftig wirkend, wie eine unwiderstehliche Macht vom Bierkruge hinweg zwingen werde, heim zu ihren Weibern.
Der wunderliche Weiberplan reizte die beiden Ehemänner. Um den Zauber auf die Probe zu stellen, löffelten sie zu Hause vorerst das Zwangssüpplein bis zum letzten Tropfen heraus, alsdann schritten sie mitsammen nach Eschlkam hinein; diesmal nicht ohne eine gewisse wichtige, feierliche Stimmung.
Es fiel die erste Nacht über die tapferen Trinker herein. Der Müller stieß den Schmied und blinzelte: »Kimmts dir scho?« Der Schmied zuckte die Achseln: »Mir no nöt!« Und der Müller bestätigte: »Mir a no nöt!« Die zweite Nacht stieß der Schmied den Müller und so wechselweise. Stets dieselbe Frage, stets dieselbe Antwort. So kamen sie alle Wirtshäuser Eschlkams ab und tranken und tranken, damit es endlich dem einen oder dem andern kommen solle. Es brach die achte Nacht herein. Da griff der Pflaummüller seine Hosensäcke durch; sie waren erschöpft vom letzten Gröschlein. »Schmied,« sprach er

verständnisinnig, »jetz kimmt's mir, warum i zu meina Müllerin hoamgeh muaß!« Der Schmied durchsuchte desgleichen seine Hosentaschen und tat denselben salomonischen Spruch.

Beide Ehemänner schritten nun heim zu ihren Weibern, die während der acht Tage nicht wenig verblüfft und erbost waren, weil nämlich das Zaubermittel so langsam wirkte. Sie bekamen und nahmen, wie verabredet, ihr Wirtshauskapitel. Alsdann stachen sie den Hokuspokus der Soldatenkathl gründlich auf. Die Weiber wurden weidlich verlacht und kochten ihren Männern kein Zwangssüpplein mehr.

Hans Roth

Die Weihnachtsgans

Im Hinterhaus, vier Stockwerk hoch, auf dem kleinen Balkon mit den rostigen Eisenstäben, von dem aus man die halbe Stadt überblicken kann, haben zwei Schwestern, zwei ältliche Fräulein, die mit Wäscheausbessern ein wenig Geld verdienen, ein zartflaumiges gelbschnäbeliges Gänschen zur fetten Weihnachtsgans herangefüttert. Eine ehemalige Persilkiste mit einem Lattendeckel war der Gänsestall, der bei kalten Tagen in die warme Küche gestellt wurde.
Im Frühjahr hatten die beiden Schwestern das zartflaumige gelbschnäbelige Gänseküken bei der Base auf dem Lande erstanden und in einer durchlöcherten Pappschachtel in die Stadt gebracht. Obwohl die beiden Schwestern von der ersten Stunde an gegen das zartflaumige Gänseküken einen mit dolo gefaßten Mordplan hegten, pflegten und hegten sie es doch mit nicht minderer Sorgfalt und Liebe. Ja, ihre Kabale tat ihrer Liebe keinerlei Abbruch. Im Gegenteil! Zuweilen wetteiferten die beiden Schwestern geradezu in der Überlassung eines Leckerbissens und

so bekam das Kücken gar manches Ei als Sonderzuteilung, obwohl die beiden Schwestern bestimmt oft selbst eine solche sehr nötig gehabt hätten. Bei Unterdrückung ihrer letzten aesthetischen Gefühle hob sogar die jüngere Schwester des öfteren einen fetten Regenwurm, den sie im Hinterhof beim Ausleeren des Ascheneimers fand, auf und brachte das zwischen ihrem Daumen und Zeigefinger sich ringelnde Etwas als Schnabelweide der Gans.

Je fetter nun aber die Gans wurde, um so näher kam auch das Weihnachtsfest und um so unerträglicher wurde den beiden alten Fräulein der Mordgedanke. Nachdem nun aber einmal der menschliche Magen ein geborener Revolutionär und Selbstler ist, so wurde trotz aller sonstigen Tierliebe beschlossen, daß die Gans zu Weihnachten in die irdene Bratraine befördert werde. Da wurde gar viel über die Todesart gesprochen und beratschlagt. Schlug die jüngere Schwester vor, man solle die Gans vom Hausmeister, der sich auf Kleinviehzeug wohl verstehe, sachgemäß töten lassen, so meinte die ältere, es sei nicht gut im Hause ihr Küchengeheimnis preiszugeben. Aus diesem Grunde wurde beschlossen, die Gans selbst zu töten. Doch das eigene Schwachwerden befürchtend, faßten sie diesen Entschluß in dem Augenblick, als jede der Schwestern gerade intensiv mit dem Neueinfädeln der Nähnadel beschäftigt war und so kein gegenseitiges Betrachten ihres krampfhaft verzerrten Gesichtsausdruckes befürchtet werden mußte. Denn im Grunde ihres Herzens fürchtete jede der Schwestern, daß durch ein Schwachwerden der anderen sie um den Genuß des langersehnten Weihnachtsgansbratens kommen könnte.

Am Spätnachmittag des heiligen Abends, in der Zeit, wo das Tageslicht aus den Zimmern schleicht, trat das Blutgericht zusammen. Die ältere und robustere der beiden Schwestern nahm aus der Schublade das spitzigste Küchenmesser, legte dieses aber, über sich selbst erschrocken, schnell wieder an seinen Platz zurück. Dieses Zurückweichen gab der jüngeren Schwester ihre ganze Männlichkeit wieder, sie nahm die Gans beim Kragen und würgte ihr mit aller Gewalt mit ihren durch die im Laufe der Monate an die Gans abgetretenen Lebensmittel noch mehr abgemagerten Fingern den Hals. Daraufhin faßte die ältere Schwester ihrerseits wieder Mut, riß aus dem Küchenschrank den Kartoffelzerdrücker und schlug unentwegt auf den gelbschnäbeligen Gänsekopf ein. Das arme Tier schrie Mordio und wehrte sich anfangs sozusagen mit Händen und Füßen, bis es schließlich immer stiller und stiller wurde. Endlich lösten sich die zittrigen Finger der jüngeren Schwester aus dem weißen Gefieder.

Nachdem sich die beiden Schwestern den kalten

Schweiß von den Stirnen gewischt hatten und ihre eigene Gänsehaut wieder allmählich zur Menschenhaut geworden war, meinte die ältere und im Haushalt erfahrenere, man müsse nun unverzüglich der Gans die Federn rupfen solange noch der Körper warm sei, damit man die Haut nicht verletze. So legten die beiden ältlichen Schwestern die noch warme Vogelleiche auf den Küchentisch und fingen an schnell und eifrig der toten Gans die Federn auszurupfen. Während sie dieses für ihre Federbettauffüllung so notwendige und nützliche Geschäft wohl bis zur Hälfte betrieben hatten, kam gerade zur Unzeit die Nachbarin, um sich über die Feiertage ein Kuchenblech auszuleihen. Schnell wurde das corpus delicti in die kleine Speisekammer geworfen. Da aber die Nachbarin außer dem Ausleihen des Kuchenbleches gar viele Haus- und Straßenneuigkeiten zu berichten hatte und gar viel schon längst Berichtetes nochmals berichtete, mußten die beiden Schwestern wohl oder übel ihr Gänserupfgeschäft über die Zeit hinaus unterbrechen, und nachdem die redelustige und kein Ende findende Nachbarin zum Schlusse denn doch noch ihr Letztes erzählt hatte und sich mit ihrem ausgeborgten Kuchenblech zu gehen anschickte, da hatten es die beiden Schwestern höchst eilig noch vor Ladenschluß beim Krämer die für die Weihnachtsfeiertage nötigen Einkäufe zu machen.

Draußen war es nun inzwischen dunkel geworden; die Bogenlampe warf ihren matten Lichtkegel auf die holprigen Pflastersteine und ließ die kleinen Schneekristalle erglitzern, während schwere graue Schneewolken gleich den Kranichen des Ibikus am Himmel dahinzogen und hin und wieder das Funkeln des Sternes von Bethlehem verdeckten. Ausgefroren und müde kamen die beiden ältlichen Schwestern nachhause. Als sie die vier Treppen hinaufgekeucht waren und ihre Einkäufe in der kleinen Speisekammer unterbringen wollten, kam ihnen – ein Bild des Erbarmens und des Entsetzens – eine halbnackte schnatternde Gans entgegen. Bei diesem Anblick mußten die beiden Schwestern unwillkürlich an den armen Lazarus denken. Der Schreck, das Geschrei, das Entsetzen der beiden Schwestern war nicht geringer als das der Soldaten damals, als die der Juno geheiligten Gänse durch ihr durchdringendes Geschrei die schlafenden Wachen des Kapitols weckten.

Wie aber die halbnackte Gans zutraulich zu ihren beiden Übeltätern hinwatschelte und mit ihrem gelben Gänseschnabel am Rocksaum der älteren Schwester zupfte, die ihr so barbarisch auf den Kopf geschlagen hatte, daß sie bewußtlos, ja sogar scheintot wurde, da fiel die beiden Schwestern ein menschlich Rühren an und sie vergaßen, ja sie verzichteten auf den weihnachtlichen Gänsebraten. Und so wurde denn die zum Leben neu erwachte Gans behaglich in die Mulde des schon längst durchgesessenen Plüschsofas gesetzt und mit einer Wolldecke versehen.

Als die beiden ältlichen Schwestern zu Abend gegessen hatten und durch die Nachbarswand »Stille Nacht, heilige Nacht« herübertönte, entzündeten auch sie die wenigen Kerzen ihres dürftigen Weihnachtsbaumes.

Nachdem die Kerzen bis zur Hälfte heruntergebrannt waren, löschten sie die kleinen Flämmchen und jede der beiden Schwestern holte ihr Strickzeug hervor. Schweigend saßen sie um den kleinen Küchentisch. Nur ab und zu schielte die eine oder die andere mit einem verstohlenen Blick auf die Gans hinüber.

Als die Weihnachtsglocken der nahen Marienkirche auch die beiden ältlichen Schwestern wie alljährlich zur Mitternachtsmesse riefen, war bereits ein grasgrüner und beigefarbiger Gänsepullover halb fertig.

Am Weihnachtsfeiertag aßen im Hinterhaus einer Großstadt, vier Stockwerke hoch, zwei ältliche Schwestern Kartoffelknödel mit – nein ohne. Eine Gans mit einem beigefabigen Pullover angetan schaute ihnen vergnügt dabei zu.

Karl Heinrich Waggerl

Immer, wenn es Weihnacht wird

Immer am zweiten Sonntag im Advent stieg der Vater auf den Dachboden und brachte die große Schachtel mit dem Krippenzeug herunter. Ein paar Abende lang wurde dann fleißig geleimt und gemalt, etliche Schäfchen waren ja lahm geworden, und der Esel mußte einen neuen Schwanz bekommen, weil er ihn in jedem Sommer abwarf wie ein Hirsch sein Geweih. Aber endlich stand der Berg wieder wie neu auf der Fensterbank, mit glänzendem Flitter angeschneit, die mächtige Burg mit der Fahne auf den Zinnen und darunter der Stall. Das war eine recht gemütliche Behausung, eine Stube eigentlich, sogar der Herrgottswinkel fehlte nicht und ein winziges ewiges Licht unter dem Kreuz. Unsere Liebe Frau kniete im seidenen Mantel vor der Krippe, und auf der Strohschütte lag das rosige Himmelskind, leider auch nicht mehr ganz heil, seit ich versucht hatte, ihm mit der Brennschere neue Locken zu drehen. Hinten aber standen Ochs und Esel und bestaunten das Wunder. Der Ochs bekam sogar ein Büschel Heu ins Maul gesteckt. Aber er fraß es ja nie. Und so ist es mit allen Ochsen, sie schauen nur und schauen und begreifen rein gar nichts.

Weil der Vater selber Zimmermann war, hielt er viel darauf, daß auch sein Patron, der heilige Joseph, nicht nur so herumlehnte, er dachte sich in jedem Jahr ein anderes Geschäft für ihn aus. Joseph mußte Holz hacken oder die Suppe kochen oder mit der Laterne die Hirten hereinweisen, die von überallher gelaufen kamen und Käse mitbrachten oder Brot, und was sonst arme Leute zu schenken haben.

Es hauste freilich ein recht ungleiches Volk in unserer Krippe, ein Jäger, der zwei Wilddiebe am Strick hinter sich herzog, aber auch etliche Zinnsoldaten und der Fürst Bismarck und überhaupt alle Bresthaften aus der Spielzeugkiste.

Ganz zuletzt kam der Augenblick, auf den ich schon tagelang lauerte. Der Vater klemmte plötzlich meine Schwester zwischen die Knie, und ich durfte ihr das längste Haar aus dem Zopf ziehen, ein ganzes Büschel mitunter, damit man genügend Auswahl hatte, wenn dann ein golden gefiederter Engel darangeknüpft und über der Krippe aufgehängt wurde, damit er sich unmerklich drehte und wachsam umherblickte.

Das Gloria sangen wir selber dazu. Es klang vielleicht ein bißchen zu grob in unserer breiten Mundart, aber Gott schaut seinen Kindern ja ins Herz und nicht in den Kopf oder aufs Maul. Und es ist auch gar nicht so, daß er etwa nur Latein verstünde.

Mitunter stimmten wir auch noch das Lieblingslied der Mutter an, das vom Tannenbaum. Sie beklagte es ja oft, daß wir so gar keine musikalische Familie waren. Nur sie selber konnte gut singen, hinreißend schön für meine Begriffe, sie war ja auch in ihrer Jugend Kellnerin gewesen. Wir freilich kamen nie über eine Strophe hinaus. Schon bei den ersten Tönen fing die Schwester aus übergroßer Ergriffenheit zu schluchzen an. Der Vater hielt ein paar Takte länger aus, bis er endlich merkte, daß seine Weise in ein ganz anderes Lied gehörte, etwa in das von dem Kanonier auf der Wacht. Ich selber aber konnte in meinem verbohrten Grübeln, wieso denn ein Tannenbaum zur Winterzeit grüne Blätter hatte, die zweite Stimme nicht halten. Daraufhin brachte die Mutter auch mich mit einem Kopfstück zum Schweigen und sang das Lied als Solo zu Ende, wie sie es gleich hätte tun sollen.

Wie der Schnabel gewachsen ist

Wer es kann, soll's laut lesen

Wir lieben Menschen, die frisch heraus sagen, was sie denken. Vorausgesetzt, sie denken das selbe wie wir.

Mark Twain

Johann Andreas Schmeller

Macht des Verbotes

D Frau Mari-Kathl hat 'beicht, und is ihr dee Buaß, dee s von Beichtvater aufkriagt hat, vül z'hart fürkemma. »No« sagt a »a Buaß muaß i enk aufgeben; wöll ma halt a recht a gringe raussuache. Git's koa' Speis, dee-t-s ohnedem net gern eßts?«
»D Zwiefln« sagt s »san ma z'Toud zwida; i kunnt, glaab i, koan essn, und wenn ma mi aum Kopf stöllat.« »Guat« sagt a »eßts halt sechs Wocha lang koan Zwiefl; dees soll enka haalsame Buaß sein.

D guat Frau hat ganze acht Tog lang koan Zwiefl gessn; aba g'lust' hat se's iatz allawaal a bißl, s mächt oan vasuacha, daß s do aa wissat, wia s schmeckatn. Endli denkt sa si, auf oan geht's net zsamm, brat ihr halt oan und ißt n. Über a Waal no oan. Der hat ihr scho' bessa gschmeckt als dr erst'! und zlest hat sa si ganze Schnoasna anghenkt und, wo s ganga-r-und gstana-r-is, so hat s halt an Zwiefl in Maal haben müaßn.
So san d Weiba.

Friedrich Hussong

Schloßführung

»Jesses, sin das viel Leut! Ja, bei dem schöne Wetter! So'n Sonntag hawwe wir in dem Jahr überhaupt noch nit gehabt. Gelle se, das is e Wetter.
Hawwe Se all Ihr Eintrittskarte? Na könne wir angange.
Also a bißche aufgepaßt! Sonscht muß ich zu arg kreische, und Sie hawwe nachher doch nix verstande. Das hier is'm herzogliche Kammerdiener sei Schlafzimmer. E schön Stübche, gelt! Der mußt' aber auch immer gleich bei der Hand sein. Na ja, wann ich mir e Kammerdiener halt, will ich nachher nit lange klingle und kreische, bis er kommt. Komme Se als näher – sonscht könne Se nix häre – e bißche dichter zusamme, na geht's schon.
Dem Herr Herzog sei Schlafzimmer – junger Mann, bleiwe Se auf'm Teppich! – is ganz in Blau gehalte, geradezu Indigo, wie wann Se Wäsch hawwe – die Tapete, die Möbel, 's Bett, alles blaue Seide. Gelte Se, liewe Frau, schön einheitlich.
Jetzt, da sehe Sie das Zimmer vom Adjutante. Na

ja, der Herr Herzog hat e Armee gehabt. – Rücke Se doch näher zusamme! Aber auf'm Teppich bleibe! Die Fahne über der Tür da wurde 1866 zum letzten mal gehißt; blau-orange-blau. Seitdem is das Schloß unbewohnt – von uns abgesehe. Na ja, alles hat e End.

Komme Se weiter! Ruhig! Eins versteht ja kein Wort! Sie wolle doch ebbes lerne. Hier erblicke Se das Bild von der bekannte Kaiserin . . . Jesses nein, jetzt hab ich mich ganz verbabbelt; das is sie gar nit; Sie erblicke hier bloß das Bild von einer Fürstin Idstein mit ihre kleine Kinder. Mer wird als manchmal ganz irr. Gelt, als Mutterche, das da, des is a lieb klei Boppelche.
Da das Bildche – das müsse Sie sich angucke, das kleine Hundche, das lieb Bummerche; das is in Lebensgröße der Schloßhund von Weilburg; ein Bologneser Hündche – hat geheiße ›Bischuh‹. Es is nämlich tot. E rührende G'schicht. Das Hündche war immer dabei, wann sein Herr, der Herzog, is ausgeritte. Eines Tages war das Hündche hier eingesperrt; sitzt hier im Fenster, sieht sein'n Herr, de Herr Herzog, plötzlich drübe reite – da unte, da drübe über der Lahn. Faßt dis Hündche die Sehnsucht und der Schmerz, daß der soll reite ohne es. Springt das Hündche da runter vom Fenster – gucke Se, Ihne wird ganz schwindlig –, springt das Hündche runter, stürzt sich da über die Felse – gelte Se,

Mutterche, da könne Se gar nit runtersehe –, stürzt sich das Hündche in die Lahn, schwimmt rüwwer über den ganze Fluß, das Hündche, erreicht sein'n Herrn und fällt tot hin newe seinen Gaul und bleibt liege, das Hündche. So e Tierche hat oft mehr Seel als e Mensch. Der Herr Herzog, gerührt, hat's hier lasse male in Lebensgröße. Nicht alle Mensche, meint er, sind so treu. Und recht wird er gehabt hawwe. –

Jetzt komme wir in die Zimmer von der *Frau* Herzogin. Hier, das wa e Art Privataufgang für die Herrschafte. Der war füher anders. Aber nachdem am 8. Januar 1816 der Herr Fürst Friedrich August über's Geländer g'falle war und höchschtselbscht sich den Hals gebroche, hawwe se's geändert.
Das war das Schlafzimmer von de Frau Herzogin. *Kleine* Waschschüsselcher, gelt. Hier das Gesellschaftszimmer. Hübsche Stühlcher. Aber nit draufsetze! Was glaube Sie, wann sich da Krethi un Plethi möcht erscht draufsetze, wo hier durchlauft!

Das jetzt is das gelbe Zimmer – ein Staatszimmer, kann ich Ihne sage. Dieses Bett – Dunnerwetter, bleiwe Se endlich auf'm Teppich?! In diesem Bett hat Napoleon g'schlafe, und hat ihn keiner drin dodg'schlage – das müsse Sie sich ansehe. Komme Sie als näher! Ruhig da hinte!

Ich versteh ja mei Wort nit. Das war so Franzosenzeit – Sie wisse ja. Und hier erblicken Sie auch – was ich Ihne vorhin sage wollt, wo ich mich verbabbelt hab, mit der Idsteinen – die bekannte Kaiserin Katharina von Rußland, die ja eine deutsche Prinzessin soll gewese sein, aber leider hat man sich viel über sie erzählt.
So, das wär alles, 's is halt e alt Schloß und viel wacklig. Na, wenn's Ihne g'falle hat – dort is der Ausgang, wo mei Mann steht. Der trinkt gern e klein Schöppche Wein bei der Hitz. Na, und wann's nit is, trinkt er halt e groß Glas Wasser.«

Peter Freitag

Die Namensänderung

Eine sächsische Geschichte von »gleich nach dem Krieg«

Auf einem bayerischen Standesamt erschien vor einiger Zeit ein Mann, der einen etwa fünf Jahre alten Knaben an der Hand führte, und begehrte den Standesbeamten zu sprechen. In dessen Amtsraum gewiesen, verstaute der Mann dort zunächst den Knaben in einer Ecke, woselbst sich dieser der stillen Beschäftigung des Nasenbohrens hingab. Dann trat er mit einer freundlichen Verbeugung vor den Schreibtisch des Beamten und sagte mit leiser, diskreter Stimme: »Entschuldichen Se giedichst, Herr Oberinsbeggdor, ich gomme nämlich in einer verdraulichen Angelächenheit und zwar wächen einer Namensänderung. Mein Name ist Greiz, Bernhard Greiz mit hardem Ga und eu aus Glauchau in Sachsen und das hier« – dabei zeigte er mit dem Daumen über die Schulter in die Ecke – »das ist mein Jingster. Ich mechte gern den Vornamen ändern lassen von dem Jungen. Haachn!« wandte er sich zu seinem Sprößling, »mach dem

Herrn Oberinsbeggdor dein Gomblimend!« Der Knabe stellte seine Tätigkeit vorübergehend ein und machte widerwillig die Andeutung einer Verbeugung in Richtung des Schreibtisches. »Wie heißt der Junge?« fragte der Standesbeamte. »Haachn, Herr Oberinsbeggdor, wie der Haachn in den Nibelungen und in der Ober von Wachner, der den Siechfried umgebracht hat. Hier ist die Geburdsurgunde.« Der Inspektor warf einen Blick in das Schriftstück: »– ehelicher Sohn Hagen, geboren am 3. April 1941 in Glauchau – hm. Ich sehe die Notwendigkeit einer Namensänderung nicht ein. Wenn der Junge besonders ausgefallen benannt wäre, z. B. Schwerthelm hieße oder Sturmhard, dann wäre es etwas anderes. Solche Namen sind heute eine Belastung für ein Kind. Hagen ist aber ein sehr hübscher Name und gar nicht auffällig, da können Sie ganz unbesorgt sein.« Der Mann aus Glauchau rieb sich die Hände und lächelte verbindlich. »Gewiß, Herr Oberinsbeggdor, der Name ist für sich so iebel nicht. Es ist aber doch nodwendch, im eichensten Interesse des Jungen werglich nodwendch, daß er geändert wird. Es ist da nämlich noch ein Hagn.« »Wie, Sie haben noch einen Sohn namens Hagen?« fragte der Beamte verwundert. Der Mann schüttelte den Kopf. »Sie mißverschdehen mich, Herr Oberinsbeggdor, ich meinte Hagn mit einem harten Ga.« »Ach so, Sie wollten sagen, die Sache hat noch einen Haken.« »Ganz richtich, Herr Oberinsbeggdor. Sie missen wissen, ich gehre demnächst in meine Heimat zurigg, nach Glauchau. Da gommt mir der Junge das nächste Jahr in die Schule. Was glauben Sie nun, was das fir einen Gladderadaddich gibt, wenn man ihn da nach seinem Namen fracht und er muß ihn dann zusammen mit unserem Familiennamen Greiz ein Wort, das sich genau so anheert wie das verflossene nadzionale Simbol.« Dem Beamten mußte in diesem Augenblick ein Rest seines Frühstücks in die Luftröhre gekommen sein, denn er griff zum Taschentuch und begann unter Husten und Stöhnen seltsame Laute auszustoßen, wobei sein Gesicht zuerst rot und dann blau anlief. Endlich war sein Anfall vorüber. »Das ist – allerdings – etwas anders – Herr Kreuz –«, setzte er mit einer noch etwas zittrigen Stimme die Unterhaltung fort. »In diesem besonderen Fall ist die Namensänderung tatsächlich begründet. Und welchen Namen wollen Sie dem Jungen nun geben?« Herr Kreuz zuckte mit den Achseln. »Das ist nu wieder so ein Broblem, Herr Oberinsbeggdor. Meine Frau und ich sind uns da gar nicht einig. Ich mechte den Haachn am liebsten Frengglin nennen, meine Frau ist aber mehr fir Josef und zwar aus boliddischen Grinden. Sie sacht, er weiß heude geener ganz genau, wie sich die Mode weider endwiggelt, und da hat sie ja auch in einem gewissen Sinne recht. Aber Josef Greiz, das glingt doch auch nicht, das erinnert mich immer an einen österreichischen Orden aus dem ersten Weltkriech, und das ist auch nicht so unverfänglich. Herr Oberinsbeggdor, wissen Sie nicht was für den Jungen? Am liebsten wäre mir etwas ganz neudrales, zum Beispiel etwas Germanisches, wobei man aber gar nicht an die Germanen denggt. Ich schwärme nämlich immer noch für den Richard Wachner, das ist ja erlaubt.« »Nun«, meinte der Beamte, »dann nennen Sie den Hagen Siegfried. Bei dem Namen denkt keiner an einen alten Germanen«. Herr Kreuz strahlte. »Großardch, Herr Oberinsbeggdor, großardch. Siechfried Greiz, das ist das richdige. Das ist germanisch und glingt doch ganz anders, sozusachen modern.« Er senkte seine Stimme zu einem vertraulichen Flüstern. »Wissen Sie, Herr Oberinsbeggdor, modern und doch neudral, das ist das einzich richdige fir den gleinen Mann. Der gleine Mann, der darf den Anschluß nicht verfehlen, der muß mittippeln, der ist wie ein Binscher, der mit den großen Hunden läuft. Was mich bedrifft, so bin ich immer drei und ährlich mitgetippelt, mit Wilhelm, mit der Waimarer Rebbubligg und mit dem, was darnach gam, und ich dibble auch heute wieder mit, drei und ährlich.« Damit nickte er freundlich und bieder dem Beamten zu. Unvermittelt sachlich werdend, fügte er hinzu: »Und auf wie hoch belaufen sich die Gosten fer der Amtshandlung?« »Fünf Mark,

Herr Kreuz«, sagte der Standesbeamte, »ich werde die Änderung sofort veranlassen.« »Verbindlichen Dank, Herr Oberinsbeggdor, ich bin Ihnen werglich dankbar fir ihre Miehe«, verabschiedete sich Herr Kreuz. »Siechfried, mach dem Herrn Oberinsbeggdor dein Gomblimend!« Der Knabe machte äußerst widerwillig die Andeutung einer Verbeugung in Richtung des Schreibtisches, denn er hatte sich von dem Trotz des Troniers noch nicht auf die höfische Sitte des Helden aus Niederland umgestellt. Dann verließ er an der Hand seines Vaters den Amtsraum.

Unterm schwäbischen Zwiebelturm

Lenz isch aufm Hoimweg vom Wirtshaus in Bach neigfalle. Jetz wie er hoimkomme isch, hot sei Frau fürchtig gschimpft, weil er so um und um voll Dreck war und no drzue mitm guete Anzug. No hat Lenz gsait: »Ja, freili mitm guete Anzug – i han me doch vorher numme umziehe könne.«

An alts Weible isch mit em Zug nach Günzburg gfahre. Se hot aber stauh müesse, weil dr Zug ziemle voll gwea isch. No isch a Herr aufgstande und hot ihr an Sitzplatz abote. Dees isch aber a Rückwärtssitz gwea und do hots Weible schnell abglehnt und hot gsait: »Noi, noi, hintersche fahr i nomma. I bin scho amol hintersche auf Günzburg gfahre und no, wia i ausgstiege bin, hau i mi verirrt.«

Da hat einer einen Strafbefehl erhalten, weil sein Hund gewildert hatte. Der Strafbefehl lautete auf 100 Mark Geldstrafe oder im Nichtbeitreibungsfall acht Tage Haft. Da sagte der Angeklagte: »Geld hot mei Hund kois, aber die acht Täg kann er scho absitze.«

Vater und Mutter hatten sich einmal ordentlich gezankt. Als der Vater schließlich die Türe krachend hinter sich zuschlug, fragte das kleine Mariele: »Muettr, wie lang bisch di scho verheiret?« – »O mei, Mariele, schon zehn Jahr.« – »Und wie lang muscht di no?«

Peter Rosegger

Der Regenschirm

Da Saama Hiasl hot an Weg über d Olm. Wia-r-er außi geht ba da Tür, steht er af n Stiagerl a Weil still und schaut um und um. Gugg' ins Gebirg eini, gugg' af die Baam hin, gugg' in d Sunn, baidelt in Koupf, draht si um, draht si nouhamal um und gugg' wieder in d Sunn.
»Du Olti« sogg' er za sein Weib »wos moanst: kunnt i nit an Regnschirm mitnehma?«
»Wia-s-d willst, Hiasl« moant sie.
»Mi deucht, as wird nit ausholtn heint. Sou viel demi. Und dee Fluign! Wird hasn nit schlecht sei', wann i n mitnim.«
»Host recht, nim an mit!«
»Oba Teuxl, da Steckn waar ma zan Gehn kamouta. Wann's eppa douh schön bleibb', is da Regnschirm ungschickt, vagißt aa leicht darauf und loßt n wou loahn'. Daß's douh nit ebba gscheit waar, i nahm in Steckn und lossad n Schirm do.«
»Na loß n do« sagg' sie.
»Oba *wonn's* regng'! Af n gonzn Weg üba d Olm kaa' Dooch, i wurd waschlnooß. Für a Fürsorg kunnt i n laacht douh mitnehmen, n Schirm.«

»Nau, nim an mit.«
Da Hiasl draht si wider amol um und um und schaut.
»Waar aber aa nit unmigla, daß's ausholdad!« sogg' er. »As ziacht a Lüftl. Onständiga waar a ma holt viel, ban Bergsteign, da Steckn. Möcht's douh frei wogn, daß i n lossad, in Regnschirm.

»Jo, loß n do« moant sie.
Er schaut ins Gebirg eini, wo s milchweiß Gwölk steht: »Aufsteign tuat's saggarasch. Und d Suna blegazt säidi her! Scha frei z'demi blegazt ma d Sunn. As kimbb wos heint! – Wan i n douh mitnahmed!«
»Sa nim an mit.«
Af dos wird er wild: »Was hoaßt dos: Nim an mit, loß n do! Nim an mit, loß n do! Dös Umziachn, amol sou, amol sou, kon i wos nit leidn. Daß s gor so wonkelmüati möign sei', d Weibaleut!«

Joseph Schlicht

Gastarbeitergeschichte von Anno dazumal

Ums Jahr 1870 legten sie nordwärts vom großen bayerischen Bach eine nagelneue Eisenstraße. So ein Großgeschäft schneit erfahrungsgemäß viel fremdes Volk ins weißblaue Landl: besonders auch Welsche, die schießen die Felsen, daß der Teufel dröhnt. Der Bauer, wenig bekannt mit den Tücken der Liebe, nimmt ahnungslos so ein schmuckes Kerlchen aus dem Lemoniland ins bayerische Quartier, und dieser? – hinterläßt allerdings einige Eisenbahngulderln als Herbergszins, brennt aber dafür mit dem blutjungen, liebedürstenden Töchterl durch ins Land der süßen goldenen Pomeranzen.
Das geschah einem weißblauen Bauer. Jahr und Tag verschloß er die saure Geschichte in seiner Brust. Als er endlich, um den innerlichen Stein abzuwälzen, die Geschichte erzählte, pflanzt er seinen rechten Zeigefinger vor der eigenen Nase auf und hebt an:
Habn ma Ludl – und 's Dianl ißt ma koane Ludl.
Sag i: warum ißt denn du heunt koane Ludl?
Sagt sie: »I mag koa!«
Schüttl i scho 'n über über dös – hat's Dianl sunst

allmal seine Ludl g'mögt und heunt mag's koane Ludl?!

Schleich i mi nachmittag auf'n Boden. I woaß, es sollt nöt sei – aber i möcht halt hinter die Gschicht komma – sperr 'n Frantschesko sein Kuffer auf, schau eini: sand d' Ludl drin. Aha, denk i mir, Dianl, du hast as mit 'n Frantschesko! Sag i gar nix und laß den andern Tag Würscht aufsetzn – ißt ma 's Dianl a koa Wurscht.

Frag i: Dianl, warum ißt denn du koa Wurscht? Sagt sie: »I mag koane!«

Schüttl i über dös no stärker 'n Kopf – schau schau, allweil hat's Diandl d' Würscht g'mögt und jetz mag's auf oamal koane Würscht mehr!

Schleich i mi wieder auf'n Boden. I woaß, es sollt nöt sei – aber i muaß dös Ding ausluchsn – mach 'n Frantschesko sein Kuffer wieder auf, schau eini: Sand d' Würscht a drin. Aha, denk i mir, Dianl jetz hast as ganz g'wiß mit'n Frantschesko!

Wart i und schau i aber no etliche Tag zua, denk ma dabei: daß i no bessa hinter die Sach kimm. Daweil sand's – alle zwoa davo!

Geh i jetz auf's Landg'richt und frag die Herrn: »Wie muaß i dös Ding anstell'n, daß i mei Dianl wieder kriag?« Dös hab'n ma die Herrn g'sagt, und i hab mi glei auf'n Telegraph g'setzt und 'n Dianl nachitelegraphiert.

Z' Bregäns am Bodensee, in an Wirtshaus, da

hat's der Telegraph alle zwoa dawischt. Von da hab'n sie's Dianl 'n Pfarrer zuag'schickt, und da Pfarrer hat's mir bracht. –

Das durchgegangene Dianl selbst ist jetzt eine Bäuerin im weißblauen Landl und hat längst den Mucken der welschen Liebe ein gründliches Adjö gesagt.

Von solchen, die es faustdick hinter den Ohren haben

Schelmengeschichten

*Vom Wahrsagen läßt sich wohl leben in der
Welt, aber nicht vom Wahrheit sagen.*

                                        Georg Christoph Lichtenberg

Johann Peter Hebel

Der Zahnarzt

Zwei Tagediebe, die schon lange miteinander in der Welt herumgezogen, weil sie zum Arbeiten zu träg oder zu ungeschickt waren, kamen doch zuletzt in große Not, weil sie wenig Geld mehr übrig hatten und nicht geschwind wußten, wo nehmen. Da gerieten sie auf folgenden Einfall: Sie bettelten vor einigen Haustüren Brot zusammen, das sie nicht zur Stillung des Hungers genießen, sondern zum Betrug mißbrauchen wollten. Sie kneteten Kügelein oder Pillen und bestreuten sie mit Wurmmehl aus altem zerfressenem Holz, damit sie völlig aussahen wie die gelben Arzneipillen. Hierauf kauften sie für ein paar Batzen einige Bogen rot gefärbtes Papier bei dem Buchbinder (denn eine schöne Farbe muß gewöhnlich bei jedem Betrug mithelfen). Das Papier zerschnitten sie alsdann und wickelten die Pillen darein, je sechs bis acht Stück in ein Päcklein. Nun ging der eine voraus in einen Flecken, wo eben Jahrmarkt war, und in den Roten Löwen, wo er viele Gäste anzutreffen hoffte. Er forderte ein Glas Wein, trank aber nicht, sondern saß ganz wehmütig in einem Winkel, hielt die

Hand an die Backen, winselte halblaut für sich und kehrte sich unruhig bald so her, bald so hin. Die ehrlichen Landleute und Bürger, die im Wirtshaus waren, bildeten sich wohl ein, daß der arme Mensch ganz entsetzlich Zahnweh haben müsse. Aber was war zu tun? Man bedauerte ihn, man tröstete ihn, daß es schon wieder vergehen werde, trank sein Gläslein fort und machte seine Marktaffären aus. Indessen kam der andere Tagedieb auch nach. Da stellten sich die beiden Schelme, als ob noch keiner den andern in seinem Leben gesehen hätte. Keiner sah den andern an, bis der zweite durch das Winseln des ersten, der im Winkel saß, aufmerksam zu werden schien. »Guter Freund«, sprach er, »Ihr scheint wohl Zahnschmerzen zu haben?« und ging mit großen, aber langsamen Schritten auf ihn zu. »Ich bin der Doktor Staunzius Rapunzia von Trafalgar«, fuhr er fort. Denn solche fremde volltönige Namen müssen auch zum Betrug behilflich sein, wie die Farben. »Und wenn Ihr meine Zahnpillen gebrauchen wollt«, fuhr er fort, »so soll es mir eine schlechte Kunst sein, Euch mit einer, höchstens zweien, von Euern Leiden zu befreien.« – »Das wolle Gott«, erwiderte der andere Halunke. Hierauf zog der saubere Doktor Rapunzia eines von seinen roten Päckchen aus der Tasche und verordnete dem Patienten, ein Küglein daraus auf den bösen Zahn zu legen und herzhaft darauf zu beißen. Jetzt streckten die Gäste an den andern Tischen die Köpfe herüber, und einer um den andern kam herbei, um die Wunderkur mit anzusehen. Nun könnt ihr euch vorstellen, was geschah. Auf diese erste Probe wollte zwar der Patient wenig rühmen, vielmehr tat er einen entsetzlichen Schrei. Das gefiel dem Doktor. Der Schmerz, sagte er, sei jetzt gebrochen, und gab ihm geschwind die zweite Pille zu gleichem Gebrauch. Da war nun plötzlich aller Schmerz verschwunden. Der Patient sprang vor Freude auf, wischte den Angstschweiß von der Stirn weg, obgleich keiner dran war, und tat, als ob er seinem Retter zum Danke etwas Namhaftes in die Hand drückte. – Der Streich war schlau angelegt und tat seine Wirkung. Denn jeder Anwesende wollte nun auch von diesen vortrefflichen Pillen haben. Der Doktor bot das Päckchen für 24 Kreuzer, und in wenig Minuten waren alle verkauft. Natürlich gingen jetzt die zwei Schelme wieder einer nach dem andern weiter, lachten, als sie wieder zusammenkamen, über die Einfalt dieser Leute und ließen sich's wohl sein von ihrem Geld.

Das war teures Brot. So wenig für 24 Kreuzer bekam man noch in keiner Hungersnot. Aber der Geldverlust war nicht einmal das schlimmste. Denn die Weichbrotküglein wurden natürlicherweise mit der Zeit steinhart. Wenn nun so ein armer Betrogener nach Jahr und Tag Zahnweh bekam und in gutem Vertrauen mit dem kranken

Zahn einmal und zweimal darauf biß, da denke man an den entsetzlichen Schmerz, den er, statt geheilt zu werden, sich selbst für 24 Kreuzer aus der eigenen Tasche machte.

Alles ist komisch, solange es jemand anderem passiert.

Will Rogers

Fritz von Ostini

Alte Sachen

»In Tirol kann man schon noch was finden«, meinte der Professor an unserm Sammlerstammtisch: »Aber man muß natürlich nicht in Innsbruck oder Bozen beim Antiquitätenhändler suchen, sondern in abgelegenen Höfen, so hoch oben, als möglich. Da gibt's schon noch echte alte Sachen – und billig!«

»Da haben Sie recht«, sagte der Maler. »Zum unverdorbenen Bauern muß man gehen, die den Schwindel noch nicht los haben! So wo hab' ich auch einmal bei Meran einen alten Schrank gekauft. Ich bin auf ein paar Wochen dort eingekehrt und frage so unter der Hand herum nach Altertümern. Ein alter Dienstmann, der Mareiner, heißt er, der wisse noch am ersten was. Ich erwische den Alten in einer Giftbude unter den Berglauben und zahle ihm ein paar Viertele Spezial, der im Glase jeden Trunk durch einen tintenfarbigen Ring markiert. Treuherzig meint der Alte: »I tät so an guatn Herrn woltern gern was verrat'n, wenn i nur ebbes wüßt. Aber i woaß nix. Bloß grad an alt'n Schrank woaß i – aber der schteht so hoch droben auf an Hof – da geaht der

Herr gar nit hin!« »Ich steig überall 'nauf!« sagte ich, »wenn sich's um ein altes Stückel handelt.«

»Do hin nit!« meint der Alte. »Sein guate fünf Schtund über Schönna in d' Masulschlucht hinter und 'n Berg aufi bis zum Schlaunderhof.«

»Ich geh' hin!« rufe ich, schon ganz heiß auf den Schrank. »Acht Gulden, wenn Sie mich hinaufführen!«

Der Alte schüttelt noch immer den Kopf.

»I woaß nit, ob Sö's derpacken, da aufi – der Weg is schiach! Und dann gibtn der Schlaunderhans leicht gar nit her, den Kastn. Er halt was auf das Schtuck!«

Aber ich lasse nicht locker und am nächsten Morgen steigen wir los. Von der Masul aus wird der Weg schlecht, dann miserabel, zuletzt infam! Es ist furchtbar heiß oben auf den steilen Grashängen, wo die armen Teufel von Bergbauern gerade das Heu in große Tücher binden, und keuchend hinaufziehen. Wir kommen endlich an einen Hof.

»Der ischt's no nit!« sagt mein Führer, und schweigend steige ich weiter. Wieder ein Hof.

»Der ischt's aa no nit!« erklärt der Mareiner, und auf mein Fluchen meint er: »I hab's ja glei g'sogt, es is z' viel für den Hearrn!«

Endlich wieder ein Hof und die tröstliche Weisung: »Do ischt er!«

Ein knorriger Defreggerbauer empfängt uns. –

Der Schlaunderhans! Ein Prachtkerl, goldecht! Ob wir nicht ein wenig verschnaufen wollten im Haus? Natürlich will ich und trete ein in die altersbraune, vertafelte Stube. Und da steht auch der Schrank. Alte Tiroler Gotik, wie sie im Buche steht! Oben herum eine breite Bordüre in Flachschnitzerei, in einem Spruchband der Name Cyprian Schlaunder, 1493. Der ganze Kerl voll Wurmlöcher, die Beschläge verrostet, aber von famoser Form. Das Ganze ist ein Museumsstück!
»Was kost't der Kasten?«
»I gib ihn nit her, er ischt schon so viel lang auf'm Hof. Leicht vom Urgroßvater her,« gibt der naive Bauer zur Antwort. Er weiß gar nicht, was er da für einen Schatz stehen hat.
»Dreißig Gulden!« rief ich. Man muß nicht gleich zu viel bieten. Kopfschütteln.
»Vierzig!«
Kopfschütteln.
»Sechzig – Achtzig!«
Der Schlaunderhans kratzt sich hinterm Ohr. Das Geld, meinte er, könnte er wohl brauchen. Aber so ein Stück, das der Urgroßvater schon in Ehren gehalten – –
»Hundert Gulden!«
Hundert Gulden sind viel für einen armen Bergbauern. Er schlägt ein und ich zahle ihm zehn Zehnguldenzettel blank auf den Tisch.
Der Schlaunderhans ist damit einverstanden,

daß ich meinen Schatz gleich mitnehme. Mir pressiert's, ihn wegzubringen, ehe etwa ein anderer mehr bietet. Der Knecht hat Zeit. Er und mein Führer können den Schrank heruntertragen bis zur Masul. Von da ab lasse ich ihn dann fahren!
Die alten Fetzen, die im Schrank aufgehoben waren, ein Fürtuch und ein Paar Bundschuh sind bald entfernt. Und nach kurzer Rast, nachdem wir den Handel mit einem Glas fürchterlich scharfen Wacholderschnapses begossen, schleppen mein Dienstmann und der halbtappige Knecht des Schlaunderbauern – Sixt heißt er – meine Beute bergabwärts.
Es geht mühsam, denn der Weg ist steil und voll Löcher. Dem Sixt läuft das Wasser wie ein Bach über die Stirn und dem Mareiner muß ich viertelstundenweise immer wieder einen Sechser Trägerlohn zulegen, weil er erklärt, jetzt könne er nimmer. Wie wir den Schrank endlich drunten haben, sage ich voll Mitleid zum Sixt, indem ich ihm sein Trinkgeld auf die Hand zähle:
»Hast dich arg plagen müssen, armer Narr!«
»Mein, heunt ischt's no gangen. Aber z'nachscht hab i g'moant, i derkraft's nit.«

»Z'nachscht?« »No ja, wia mir'n auffi g'schleppt ham, den da!«
Er klopfte auf den Schrank.
»Den da? Und wer hat 'n auffi g'schleppt?«

»No, i halt und der Schreinersepp von Meran, der wo 'n g'macht hat!«
»Der Schreinersepp in Meran hat den Kasten g'macht?!«
»No, der macht 'n ja alle Mal – söll woaßt do? Der ischt jetzt der Vierte!«

»Das ist die Geschichte von meinem gotischen Schrank«, so schloß der Maler mit Lachen. »Ich hätte das Möbel noch, wenn es nicht einmal ein Herr von einem Berliner Museum in meinem Atelier gesehen hätte. Ich hab' ihm gesagt, der Schrank sei nicht echt, aber er war eine Autorität, darum hat er's besser gewußt und hat ihn gekauft.«

Die Bahnschranke

Es war schon dunkel, als sich ein Wagen der Bahnschranke von Mallersdorf näherte. Obwohl die Strecke nur selten befahren wird, hatte der Autofahrer das Pech, daß die Schranke zu war. Fluchend wartete der arme Mann, der schon wußte, daß Hupen gar nicht hilft, in seinem Auto. Weit und breit war nichts von einem Zug zu sehen und zu hören. Ein Bäuerlein stand mit der Pfeife im Mund an der Schranke. Wie er den Autofahrer nach rechts und links sehen sah, faßte er Mut.
»Sie, Herr Nachber,« sagte er, »fahren Sie auf Mallersdorf?«
»Ja, wollens mitfahren?«
»Na,« antwortete der biedere Ökonom, »aber a Packl hätt i, des wenns beim Bräu von Mallersdorf abgeb'n könnten, des wäre nett.«
»Ja, gebens s' es her«, erwiderte bereitwillig der Autofahrer und verstaute das Packl in seinem Wagen. Aber noch immer rührte sich nichts. Auf einmal ging die Tür vom Bahnwärterhaus auf.
»No, Toni, hast jetzt dei Packl loskriegt?« schrie der Bahnwärter zum Bauer.
»Ha?!«
»Ob dei Packl loskriagt hast!«

»Ja!«
»Ja, dann kann i ja die Schrankn wieder aufmachn.«
(Tatsächlich geschehen!)

Ein bayerischer Ministerialerlaß des Jahres 1893 verfügte: »Die nachgeordneten Dienststellen weise ich darauf hin, daß in Bescheiden an dritte Personen die Worte »Sie Sich« beide groß zu schreiben sind, demgemäß muß es heißen: »Ich mich, Du Dich, er sich, wir uns, Sie Sich, sie sich.« Ein alter Amtsrichter notierte mit Rotstift an dem Rand des Erlasses: »Du mich.«

Dackelgeschichte I

Fürst Krapülinski läßt seinen Mendel Aschik kommen und gibt ihm den Auftrag, einen Dackel zu kaufen.
»Und was darf er kosten, Herr Fürst?«
»Nun, zwölf Gulden werden genügen? . . .«
»Aber was denken Sie, bei die teiren Zeiten!«
»Also gut, da sind noch drei Gulden.«
»Was sind fünfzehn Gulden? Me kann doch nicht jeden Dackel kaufen? Es ist doch e Unterschied, ob der Dackel für den Herrn Fürsten oder für irgend einen Herrn Doktor bestimmt ist!«
»Da sind noch fünf Gulden, aber nu is genug.«
Im Fortgehen fragt Mendel Aschik:
»Entschuldigen Sie, Herr Fürst, aber sagen Sie noch, *was is e Dackel?*«

Sigismund von Radecki

Die Geschichte
von den sechs Rasiermessern

Ein Kaufmann in St. Louis steht zigarrerauchend vor der Tür seines Ladens. Da kommt ein Yankee Pedlar (ein Hausierer) vorbei und begrüßt ihm mit einem lässigen »How do you do?«
Der Kaufmann antwortet mit einem verächtlichen Schweigen. Der Hausierer fährt fort:
»Mir scheint, mit Ihnen ist heute kein Geschäft zu machen?«
»Ich taxiere: nein«, versetzt der Kaufmann lakonisch und mustert ihn von Kopf bis zu Füßen.
»Sehr bedauerlich für Sie«, sagt der Yankee, »denn ich habe hier ausgezeichnete Rasiermesser, die besten in ganz USA. Ich will Ihnen das halbe Dutzend für drei Dollar ablassen...«
»Ich brauche sie nicht.«
»Da will ich doch drei Dollar wetten«, sagte der Yankee hitzig, »daß Sie mir ein annehmbares Gebot auf meine sechs Rasiermesser machen werden!«
»Topp!« ruft der Kaufmann siegesgewiß, »ich nehme die Wette an.«
Ein neugieriger Nachbar tritt herzu. Man über-

gibt ihm drei Dollar von der einen und drei Dollar von der anderen Seite.

»Gut«, fährt der Hausierer fort, »diese Rasiermesser haben immerhin einen Wert: machen Sie Ihr Angebot!«

»My boy, ich biete dir zwei Cent für die sechs Rasiermesser«, sagt der Kaufmann gravitätisch.

»Gemacht!« ruft der Yankee, »hier sind die Messer, geben Sie Ihre zwei Cent, und Sie, Herr Nachbar, die sechs Dollar!«

Der Kaufmann nimmt verdutzt die neuerworbenen Rasiermesser, zahlt zwei Cent und brummt irgend etwas wütend durch die Zähne.

»Mir scheint«, sagt der Yankee äußerst höflich, »mir scheint, daß Sie den Kauf bedauern. Wenn ja, so bin ich bereit, ihn rückgängig zu machen!«

»My boy, ich sehe, daß du im Grunde ein netter Kerl bist. Also gut: hier hast du deine Rasiermesser zurück.«

»Und hier sind Ihre zwei Cent, Mister«, sagt der andere und steckt die Rasiermesser kaltblütig ein.

»Oho! Halt! – und meine drei Dollar?«

Da wendet sich der Yankee erstaunt zurück:

»Sie haben«, sagte er, »einen *Kauf* und eine *Wette* abgeschlossen. Das sind zwei ganz verschiedene Dinge. Der Kauf wurde annulliert. Die *Wette* aber haben Sie verloren. Kein Mensch hat davon gesprochen, daß auch die Wette annulliert würde. Hätten *Sie* die Wette gewonnen, so besäßen Sie jetzt meine drei Dollar. Da *ich* sie gewann, so besitze ich die Ihren. – Hoffentlich sehen wir uns bald wieder! . . .«

Geh ich einmal mit einem Jäger durch den Wald. Da läuft ein Hase über die Straße, der Jäger schießt schnell zweimal hintereinander auf den Hasen und trifft ihn nicht. Sag ich: »Geh, wie kanns denn des gem, daß man auf diese nahe Entfernung so einen Hasen fehlen kann!« Sagt der Jäger: »Ja, das verstehst du nicht, weißt, die Luder laufen immer so im Zick-Zack, und wie ich auf Zick geschossen habe, ist er auf Zack nüber grennt!«

Die Weisheit der Kutscher

Ein Rabbi läßt sich von einem Kutscher durchs Land fahren. Der Kutscher klagt, er sei im Vergleich zu seinem Fahrgast ein Nichts, obwohl er ihn doch überall hin sicher befördere: In allen Städten, in die man komme, werde der Rebbe in Ehren empfangen, er selbst müsse sich mit karger Kost und bescheidener Unterkunft begnügen.
Der Rabbi erwidert zum Trost: »Du würdest mit mir nicht eine Stunde tauschen wollen.«
Doch der Kutscher beharrt auf seiner Meinung und schlägt vor, man könne es ja einmal versuchen und die Kleider wechseln. Der Rabbi geht bereitwillig darauf ein.
Als nun die beiden im nächsten Städtl eintreffen, wird der falsche Rabbi mit großer Ehrerbietung empfangen und der echte Rabbi auf dem Kutscherbock gar nicht beachtet. Ein Jude drängt sich herbei und bittet den Kutscher im Gewand des Rabbis um die Auslegung einer Stelle. Der kommt in Verlegenheit, weil er nicht einmal lesen kann, überspielt aber die peinliche Situation, indem er ausruft: »Was, das versteht Ihr nicht? Bei und wissen sogar die einfachsten Männer Bescheid. Ich beweis es dir gleich! Komm herunter, Kutscher, erklär dem Herrn die Stelle!«

Giovanni Guareski

Rivalen

Kam da ein bedeutender Mann aus der Stadt und die Leute aller Parteien liefen zusammen. Darum bestimmte Peppone, daß die Versammlung auf dem Marktplatz stattfinden solle, und ließ nicht nur ein schönes, mit rotem Stoff überzogenes Podium errichten, sondern beschaffte auch einen von jenen kleinen Lieferwagen, auf deren Dach vier große Trichter angebracht sind und die im Innern einen elektrischen Mechanismus für die Tonverstärkung besitzen.
Sonntag nachmittags war also der Platz zum Bersten voll und die Leute füllten sogar teilweise den Pfarrhof, der ausgerechnet an den Marktplatz grenzte.
Don Camillo hatte alle Türen verriegelt und zog sich dann in die Sakristei zurück, um niemanden zu sehen, niemanden zu hören und kein böses Blut in seinem Herzen aufsteigen zu lassen. Er schlummerte gerade, als ihn eine Stimme, die jener des Zornes Gottes glich, aus dem Schlaf riß:
»Genossen...!
Als ob die Mauern überhaupt nicht da wären.

Don Camillo ging zum Hauptaltar, um dort seiner Empörung freien Lauf zu lassen.

»Sie haben ihre verfluchten Trichter ausgerechnet gegen uns gerichtet«, rief er aus. »Das ist eine glatte Verletzung des Hausrechtes.«

»Du kannst nichts machen, Don Camillo. Das ist der Fortschritt«, antwortete Christus.

Nach einer allgemeinen Einführung ging der Redner gleich in medias res und da er ein Extremist war, sprach er scharf.

»Wir müssen im Rahmen der Gesetzlichkeit bleiben und wir werden es auch tun! Wenn wir auch zu diesem Zweck die Maschinenpistolen ergreifen und alle Feinde des Volkes an der erstbesten Mauer aufhängen müßten...«

Don Camillo rannte hin und her wie ein Pferd.

»Jesu, hörst Du das?«

»Ja, Don Camillo, ich höre, nur allzu deutlich.«

»Jesu, warum läßt Du nicht auf diesen Ungläubigen einen Blitz niedergehen?«

»Don Camillo, bleibe im Rahmen der Gesetzlichkeit. Wenn du jemanden erlegen willst, um ihm weis zu machen, daß er im Unrecht ist, dann sage mir bitte, wozu ich mich kreuzigen ließ?«

Don Camillo breitete die Arme aus.

»Du hast recht, wie immer. Es bleibt uns nur noch übrig, zu warten, bis man uns alle beide kreuzigt.«

Christus lächelte.

»Wenn du anstatt zu reden und dann erst darüber nachzudenken, was du gesagt hast, erst überlegtest, was du sagen sollst, und dann erst sprächest, würdest du es bestimmt vermeiden, Dummheiten zu reden.«
Don Camillo senkte den Kopf.
». . . und was jene betrifft, die sich im Schatten des Kreuzes verbergen und durch das Gift ihres zweideutigen Wortes die Arbeitermassen zu entzweien suchen . . .« Die Stimme des Lautsprechers, vom Wind getragen, erfüllte die Kirche und ließ die roten, gelben und blauen Scheiben der gotischen Fenster erzittern.
Don Camillo ergriff einen großen Leuchter aus Bronze und, indem er ihn wie eine Keule in der Hand hielt, ging er zähneknirschend zur Türe.
»Halt, Don Camillo!« rief Christus. »Du wirst solange die Kirche nicht verlassen, bis alle Leute den Platz verlassen haben.«
»Schon gut«, erwiderte Don Camillo und stellte den Leuchter zurück. »Ich gehorche.«
Er ging in der Kirche hin und her und blieb dann wieder vor Christus stehen.
»Hier kann ich aber machen, was ich will?«
»Natürlich, Don Camillo, du bist in deinem Hause und kannst machen, was du willst. Außer dich ans Fenster zu stellen und mit dem Maschinengewehr auf die Leute zu schießen.«
Drei Minuten später hüpfte Don Camillo fröhlich im obersten Stockwerk des Kirchturmes

herum und führte das infernalste Glockenspiel auf, das man je im Lande gehört hatte.

Der Redner konnte nicht fortfahren und wandte sich hilfesuchend an die »Großkopferten« des Ortes, die hinter ihm auf dem Podium standen.

»Man muß ihn herunterkriegen«, schrie empört der Redner.

Peppone nickte düster.

»Richtig«, sagte er. »Es gibt zwei Arten, wie man ihn herunterkriegen kann: entweder eine Mine unter dem Kirchturm explodieren zu lassen oder mit Kanonen zu schießen.«

Der Redner befahl ihm, keine Dummheiten zu reden. Was, zum Teufel, das sei überhaupt kein Problem, man brauche nur die Türe zum Turm aus den Angeln zu heben und hinaufzusteigen!

»Wie man's nimmt«, erklärte phlegmatisch Peppone. »Man steigt auf Leitern von einem Stockwerk zum anderen hinauf. Siehst du, Genosse, was dort aus dem Fenster des obersten Stockwerks herausragt? Es sind die Leitern. Er hat sie alle mitgenommen. Die Falltüre ist oben zu, der Glöckner ist von der ganzen Welt abgeschnitten.«

»Man könnte versuchen, auf die Turmfenster zu schießen«, schlug Smilzo vor.

»Schön«, stimmte Peppone zu. »Man müßte aber die Gewißheit haben, daß man ihn mit dem ersten Schuß außer Gefecht setzt, denn sonst fängt er zu schießen an und dann werden wir was erleben.«

Die Glocken verstummten und der Redner fuhr mit seiner Ansprache fort, und alles ging gut, bis ihm wieder etwas entschlüpfte, was Don Camillo nicht paßte. Da begann Don Camillo sofort seine Gegenrede, um wieder auszusetzen und wieder zu läuten, wenn sich der Redner verirrte. Und so bis zu den letzten Sätzen, die auf einfache, pathetische und patriotische Intonierung berechnet waren und infolgedessen von der Glockenzensur verschont blieben.

Abends begegnete Peppone Don Camillo.

»Nehmen Sie sich zusammen, Don Camillo, denn – wenn Sie weiter so herausfordern – werden Sie schlecht enden!«

»Da gibt's keine Herausforderung«, erwiderte ruhig Don Camillo. »Ihr blast in eure Trompeten und wir lassen unsere Glocken läuten. Das ist Demokratie, Genosse. Wenn dementgegen es nur einem gestattet wäre, Lärm zu machen, wäre das Diktatur.«

Peppone steckte dies ein, an einem Morgen aber fand Don Camillo auf dem Platz vor der Kirche, einen halben Meter von der Grenze des Pfarrhofes entfernt, ein Ringelspiel, ein Schaukelgestell, drei Schießstände, ein elektrisches Autodrom, eine »Todeswand« und eine unbestimmbare Anzahl anderer Vergnügungsstände vor.

Die Leute zeigten ihm eine vom Bürgermeister unterzeichnete Genehmigung und Don Camillo beschränkte sich darauf, sich in die Pfarrei zurückzuziehen.

Am Abend ging die Hölle los: mechanische Orgeln, Lautsprecher, Schüsse, Schreie, Gesänge, Glocken, Pfiffe, Gekläffe, Brüllen.

Don Camillo ging zu Christus protestieren.

»Das ist ein Mangel an Achtung vor dem Hause Gottes«, rief er aus.

»Ist etwas Unmoralisches, Skandalöses daran?« erkundigte sich Christus.

»Nein, Ringelspiel, Schaukeln, kleine Autos, im großen und ganzen Kinderspielzeug.«

»Dann ist es ganz einfach demokratisch.«

»Und dieser höllische Lärm?« fragte Don Camillo.

»Auch der Lärm ist demokratisch, solange er im Rahmen der Gesetzlichkeit bleibt. Außerhalb des Pfarrhofes befiehlt der Bürgermeister, mein Sohn!« Das Pfarrhaus stand dreißig Meter vor der Kirche, mit der ganzen Breitseite zum Markt. Und gerade unter dem Fenster war eine Maschine aufgestellt, die Don Camillos Neugierde erweckte. Eine ungefähr einen Meter hohe Stahlstange mit einem Pölsterchen aus Leder oben. Dahinter eine viel höhere und dünnere Stange mit einer von eins bis tausend geteilten Ziffernskala. Ein Kraftmesser. Man schlug mit der Faust auf den Lederpolster und ein Zeiger gab

auf der Skala die Kraft an. Don Camillo spähte durch die Jalousienschlitze und die Sache begann ihm Spaß zu machen. Um elf Uhr abends war die höchste Quote siebenhundertfünfzig, die Tat eines Hirten aus Gretti, Badile, der Fäuste wie Kartoffelsäcke hatte. Dann kam plötzlich, umgeben von seinem Generalstab, der Genosse Peppone. Die Menge lief sofort zusammen und alle schrien: »Gib ihm, gib ihm!« und Peppone zog darauf die Jacke aus, krempelte die Hemdärmel auf und pflanzte sich vor dem Gerät auf, mit der Faust die Entfernung messend. Alles wurde still und auch Don Camillo begann das Herz schneller zu klopfen.
Die Faust schoß durch die Luft und schlug auf den Polster.
»Neunhundertfünfzig!« heulte der Inhaber der Apparatur. »Nur in Genua, im Jahre 1939, habe ich einen Dockarbeiter erlebt, der dasselbe erreicht hat!« Die Menge heulte vor Begeisterung.
Peppone zog die Jacke wieder an, hob den Kopf und schaute zum Fenster hinauf, hinter dem Don Camillo versteckt war.
»Wenn es jemand wissen will«, sagte er mit erhobener Stimme, »bei neunhundertfünfzig ist die Luft dick!«
Alle schauten zu Don Camillos Fenster und kicherten. Don Camillo ging ins Bett und die Beine zitterten ihm. Am nächsten Abend war er wieder

da, versteckt hinter dem Fenster, und wartete aufgeregt bis elf. Da kam wieder Peppone mit seinem Generalstab, zog die Jacke aus, krempelte die Hemdärmel auf und schlug auf den Lederpolster.

»Neunhunderteinundfünfzig!« – heulte die Menge. Und alle schauten kichernd zu Don Camillos Fenster. Auch Peppone.

»Wenn's jemand wissen will«, sagte er laut, »bei neunhunderteinundfünfzig ist die Luft dick.«

Don Camillo ging mit Fieber ins Bett. Am nächsten Tag kniete er vor Christus nieder.

»Jesu!« seufzte er, »das wird mich ins Verderben stürzen.«

»Sei stark und widerstehe, Don Camillo.«

Am Abend ging Don Camillo zur Fensterspalte wie zum Schaffot. Im ganzen Lande war die Sache schon bekanntgeworden und von allen Seiten kamen Leute her, das Schauspiel zu sehen. Und als Peppone erschien, hörte man, wie sich ein Gemurmel in der Menge verbreitete: »Da ist er!«

Peppone schaute hinauf, höhnisch, nahm die Jacke ab, erhob die Faust und die Leute wurden mäuschenstill.

»Neunhundertzweiundfünfzig!«

Don Camillo sah eine Milliarde Augen an seinem Fenster hängen, verlor das Licht des Verstandes und stürzte ins Zimmer. »Wenn's jemand . . .«

Peppone konnte sein Gesetzchen von der dicken Luft bei neunhundertzweiundfünfzig nicht beenden: Don Camillo stand vor ihm.

Die Menge schrie zuerst auf und wurde dann wieder mäuschenstill.

Don Camillo wölbte den Brustkasten, verankerte sich fest mit beiden Füßen vor der Maschine, warf den Hut weg und bekreuzigte sich. Dann erhob er die ansehnliche Faust und ließ sie auf den Polster donnern.

»Tausend!« heulte die Menge.

»Wenn's jemand wissen will, bei tausend gibt es dicke Luft!« sagte Don Camillo.

Peppone war blaß geworden und die Leute seines Stabes behandelten ihn halb beleidigt, halb enttäuscht. Die anderen kicherten zufrieden. Peppone schaute Don Camillo in die Augen, zog wieder die Jacke aus, stellte sich vor die Maschine und hob die Faust.

»Jesu«, murmelte noch schnell Don Camillo.

Peppones Faust ließ die Luft erzittern.

»Tausend!« heulte die Menge. Und Peppones Generalstab sprang vor Freude in die Luft.

»Bei tausend dicke Luft für alle«, schloß der Besitzer. »Es wird am besten sein, wir bleiben dabei.«

Peppone entfernte sich triumphierend in einer, Don Camillo ebenfalls triumphierend in der anderen Richtung.

»Jesu«, sagte Don Camillo, als er wieder vor

Christus stand. »Ich danke Dir. Ich hatte eine wahnsinnige Angst.«

»Daß du keine tausend erreichen wirst?«

»Nein, ich fürchtete, er werde es vielleicht nicht erreichen. Ich hätte ihn auf dem Gewissen gehabt.«

»Ich wußte es und half ihm ein wenig«, antwortete lächelnd Christus. »Übrigens, kaum hatte er dich erblickt, ergriff auch Peppone eine wahnsinnige Angst, daß es dir vielleicht nicht gelingen werde, neunhundertzweiundfünfzig zu erreichen.«

»Vielleicht«, murmelte Don Camillo, der sich von Zeit zu Zeit darin gefiel, den Skeptiker zu spielen.

Unseres lieben Herrgotts
großer Tiergarten

Von drolligen Käuzen

Die Deutschen versehen ein Epigramm mit einer Vorrede und ein Liebemadrigal mit einem Sachregister.

                                        Jean Paul

Manfred Kyber

Professor Bohrloch

Professor Dr. Bohrloch, Ritter pp., stand mit seinem Assistenten vor dem Affenkäfig. Es war noch früh am Morgen, und im Zoologischen Garten waren nur wenige Besucher.
Professor Bohrloch hatte das mit reiflicher Überlegung so eingerichtet. Er wollte möglichst ungestört sein, besonders von solchen Leuten, die als nicht-akademisch anzusehen waren.
Odi profanum vulgus!
Denn die frühe Morgenstunde sollte eines der unerhörtesten Experimente wissenschaftlicher Forschung bringen. »Dank des profunden Resultaten der Vivisektion«, sagte Professor Bohrloch, »aus denen sich unsere herrliche Gehirnlehre von heute entwickelt hat, bin ich auf den erhabenen Gedanken gekommen, dies zwei Exemplare von cynocephalus babuin nach sorgfältiger phrenologischer Untersuchung von den anderen Affen zu isolieren. Nach fleißiger Fütterung mit gehirnbildender Nährstoffen werde ich heute in der Lage sein, nachzuweisen, daß das Gehirn des cynocephalus babuin bei entsprechender Behandlung nicht nur menschliche Ausdrücke den Begriffen nach richtig zu erfassen

vermag, sondern sogar fähig ist, dieselben in adäquaten Gutturallauten sinngemäß wieder von sich zu geben.«

Der Assistent verbeugte sich stumm. Ihm war weihevoll.

»Sie haben doch fleißig mit Bananen gefüttert«, wandte sich Professor Bohrloch an den Wärter. »Ist Ihnen eine Zunahme der intellektuellen Funktionen aufgefallen?«

»So wat is mich nich uffjefallen«, sagte der Wärter.

»Dem Mann fehlt der geschulte Blick«, sagte Professor Bohrloch.

Die Paviane kamen ans Gitter.

»Wer ist denn das?« fragte der eine, und sein Fell sträubte sich.

»Ich finde ihn eigentlich ganz nett«, sagte der andere, »er erinnert mich so an meinen verstorbenen Onkel.«

Der Pavian hatte viel Familiensinn.

Professor Bohrloch kramte erregt in seinen Taschen und suchte nach seinem Notizbuch.

»Er laust sich«, sagte der erste Pavian mit Sachverständnis.

»Jetzt hat er was«, sagte der zweite voller Interesse.

»Wir müssen uns natürlich auf stark akzentuierte Gutturallaute beschränken«, sagte Professor Bohrloch; »beginnen wir mit einfachen Vokalen!«

Professor Bohrloch setzte sich in kauernder Stellung vor dem Gitter hin.

»E-e-e-Es-sen-Es-sen«, sagte er und machte schnappende Bewegungen mit den Kiefern.

»He-he«, grinsten die Affen.

»Es ist erstaunlich«, sagte Professor Bohrloch zu seinem Assistenten. »Beachten Sie bitte die Schädelbildung!«

»Sieh bloß mal dem seinen Kopf an!« sagte der eine Pavian.

Professor Bohrloch horchte aufmerksam auf die soeben erfolgten Gutturallaute und machte sich eifrig Notizen.

»Nun einen etwas komplizierten Begriff, der vom reinen Instinkt ins Vorstellungsvermögen übergreift. O-o-o-Vo-gel-Vo-gel-Vo-gel!«

Professor Bohrloch hob den Lodenmantel und stelzte sonderbar vor dem Käfig auf und ab. Er flatterte mit den Ärmeln und schnatterte dabei in einer noch nicht dagewesenen Weise.

Der Wärter näherte sich. Ihm schien, er wäre nötig.

»Ho-ho«, grinsten die Affen und schmissen mit Bananenschalen.

»Es ist erstaunlich«, sagte Professor Bohrloch. »Wir gehen nun zu einem Umlaut über. Ö-ö-ö-Grö-ße-mensch-liche Grö-ße.«

Professor Bohrloch reckte sich im Lodenmantel zu voller Höhe auf.

Die Affen hatten es satt. Der Vogel hatte ihnen

noch Spaß gemacht. Das hier nicht mehr. Sie wandten sich um und zeigten dem Professor ihre Hinterseite.

Es waren ansehnliche, nicht mißzuverstehende Körperteile. »Es ist erstaunlich«, sagte Professor Bohrloch. »Das Tier verkriecht sich vor der menschlichen Größe. Das ist mehr als Verständnis. Hier liegt bereits eine psychische Reaktion vor. Wir nehmen nun zum Schluß unserer phänomenalen Untersuchung einen Doppellaut«, wandte er sich an seinen Assistenten. »Beachten Sie, bitte, die vielen kleinen Steine im Käfig! Ich habe sie aus experimentellen Gründen scheinbar achtlos verteilen lassen . . .«

Professor Bohrloch nahm einen Stein auf und preßte die Brillengläser ganz dicht ans Gitter.

»Ei-ei-ei-Stein-Stein«, sagte er.

Die Affen hatten sich am Ende des Käfigs schlafen gelegt und rührten sich nicht.

»Stein-Stein-Stein«, sagte Professor Bohrloch meckernd. Er sagte das einhundertunddreiunddreißigmal.

Da flog ihm ein Hagel von Steinen ins Gesicht!

»Es ist erstaunlich«, sagte Professor Bohrloch.

Am anderen Tage stand Professor Bohrloch auf dem Katheder.

»Wir kommen nun zum Schluß unserer interessanten Ausführungen«, sagte er, »und können mit Stolz konstatieren, daß es der menschlichen

Wissenschaft gelungen ist, ihre leuchtenden Funken sogar bis in die stumpfe Tierwelt zu senden!«

Die Affen im Käfig spielten ›Professor Bohrloch‹. Sie stelzten sonderbar auf und ab und schnatterten in einer noch nicht dagewesenen Weise.

Es gibt Leute, die glauben, alles wäre vernünftig, was man mit einem ernsthaften Gesicht tut.

Georg Christoph Lichtenberg

Dackelgeschichte II

Die beiden Dackel Blitz und Schluffi waren sich seit eh und je sehr sympathisch. Sie führten eine glückliche Ehe bis auf den Tag, an dem sich Schluffi ein Bein brach. Onkel Doktor verpaßte einen kunstgerechten Verband, und Schluffi humpelte traurig durch die Gegend. Als Frauchen am Mittag die Schüssel mit Reis und Fleisch auf den Boden stellte, fraß Schluffi gierig wie immer. Blitz aber blieb entgegen seiner sonstigen Gewohnheit im Körbchen und machte ein bejammernswertes Gesicht.
Frauchen lockte: »Komm, es gibt Essen«. Blitz legte den Kopf lang auf den Boden und schloß die Augen. Jetzt ist er auch krank, dachte Frauchen und trug ihn zum Freßnapf. Blitz aber kehrte blitzartig um und verkroch sich im Körbchen. Am Nachmittag brachte man ihn zum Tierarzt. Dieser untersuchte ihn sorgfältig, konnte aber keine Krankheit feststellen. Schließlich sagte er: »Eifersucht«. Er nahm eine Mullbinde und umwickelte damit das Bein des Hundes. Dann stellte er eine Schüssel mit Essen auf den Fußboden. Blitz schoß in seinem Heißhunger darauf los und fraß die Schüssel leer.
»Sehen Sie«, sagte der Tierarzt zu Frauchen, »er

war bloß eifersüchtig auf den schönen Verband an Schluffis Fuß«. Frauchen ließ Blitz seine Mullbinde. Er ging stolz mit erhobenem Schwanz nachhause, war auf seine Gemahlin nicht mehr eifersüchtig und fraß wieder mit großem Appetit.

Er war wie ein Hahn, der glaubte, die Sonne wäre aufgegangen, um ihn krähen zu hören.

George Eliot

Ludwig Ganghofer

Egidius Trumpf, der Urmensch

Das war sein wirklicher Name: Egidius Trumpf. Wenn ihr's nicht glauben wollt, so könnt ihr im Langgrieser Kirchbuch nachschlagen. Da muß sich der Name finden. Ihr sollt auch wissen, in welchem Jahrgang. Um das Jahr achtzig lernte ich den Gidi kennen. Damals zählte er ein paar Jährchen über die Dreißig. Also muß seine Taufe ungefähr um das Revolutionsjahr im Lenggrieser Kirchbuch verzeichnet stehen. Das war auch just die richtige Zeit, um solch ein brausköpfiges Menschenexemplar in die Welt zu setzen. Sein Vater war wohl einer von denen, die damals nach freier Jagd schrien und nicht erst lange warteten, bis sie von oben herab bewilligt wurde. Aber dieser Vater hieß nicht Trumpf, sondern anders. Den Zunamen hatte der Gidi von seiner Mutter. Und zu dem Übernamen ›der Urmensch‹ kam er als neunzehnjähriger Bursch. Damals war der Gidi ein Holzknecht – aber nur von sechs Uhr morgens bis sechs Uhr abends. Wenn die Sonne hinuntertauchen wollte, warf der Gidi die Axt aus der Hand und holte die unter Moos und Streu versteckte Büchse hervor. Fünf Minuten nach sechs Uhr abends war der Holzknecht schon in einen Wildschützen verwandelt und blieb es bis sechs Uhr morgens.

Wenn er dann am Sonntag aus dem Bergwald hinunterkam in die Kirche, schlief er sich aus. Und um das recht gründlich besorgen zu können, hatte er sich mit mancherlei Listen das sicherste Plätzchen in der ganzen Kirche erobert: dicht unter dem Kanzelboden. Beim Knien und Sitzen war da gerade soviel Raum, wie der Gidi brauchte – doch wenn er stehen sollte, mußte er ein ›Hokkerl‹ machen, um sein Haardach vor unangenehmen Berührungen mit den Stuckschnörkeln des Kanzelbodens zu behüten. Das war nun freilich nicht ›komod‹ – aber das enge Plätzchen hatte den Vorteil, daß der hochwürdige Herr bei der Predigt nicht sehen konnte, wie sanft der Gidi unter dem Schutz des Kanzelbodens schlummerte.

Und da war es um den ›Wastelstag‹ – und in der Sonntagspredigt schilderte der Hochwürden das grausame Martyrium des heiligen Sebastian und malte den von Pfeilen durchspickten Leib des frommen Dulders mit so viel roter Farbe, daß allen gutherzigen Weiberleuten vor Erbarmen die Augen zu tröpfeln begannen.

»Nücht wahr, ühr chrüstkläubigen Zuhärer, wenn wür gewöhnlichen Mänschen uns nur mit einer kleunen Nadel stächen, empfünden wür schon den unanchönähmsten Schmörz. Und nun dänket euch hundert spützige, scharfe Pfeule ...«

Der Hochwürden, dem das Hochdeutsch eine schweißtreibende Mühe verursachte, ließ in der Schilderung des Martyriums eine Pause eintreten und spähte mit gerunzelter Stirn über alle Betstühle hin, als hätte er irgend etwas Verdächtiges vernommen.

»Hundert spützige, scharfe Pfeule! Und dänket euch, wie diese haidnischen Werchzeuche den schmörzhaften Leub durchpohren ...«

Abermals verstummte der Prediger. Und wie der Hochwürden, so hörten auch alle Andächtigen in der Kirche ein lautes Schnarchen, das bei jedem Zuge mit kräftigem Gerassel einsetzte, um dann wohlig zu verhauchen.

»Wer schlofft denn da schon wieda?« Bei dem dreifachen ›fff‹ dieser Frage schlug der Pfarrer in gerechtem Zorn mit der Faust auf das Kanzelgesimse.

Egidius Trumpf erwachte, sprang erschrocken von der Sitzbank auf – und da gab's ein heftiges Gerappel und Gekrache. Denn der Gidi hatte mit seinem Haardach nicht nur die Stuckschnörkel der Kanzelkonsole gründlich beseitigt, sondern das gesunde Eisenköpfl auch noch zur Hälfte durch den Bretterboden gestoßen. Der geistliche Herr, dem der feste Standpunkt etwas erschüttert war, klammerte sich im ersten Schreck mit beiden Händen an das Kanzelgesimse; dann guckte er unter dem Gekicher aller Andächtigen durch das aufgesträubte Bretterloch auf den von weißem Kalkstaub überpuderten Gidi hinunter und sagte: »Egüdius, du bist ein ... ein Urmensch!«

Dieser Übername blieb dem Gidi.

Ein Jahr nach dieser Kalktaufe wurde er Soldat – und begann seine militärische Laufbahn mit einer Woche Dunkelarrest. Da hatte ihn ein Landsmann am Rekrutierungstage zu München ins ›Ewige Licht‹ geführt, in jene berüchtigte Soldatenkneipe auf dem Marienplatz. Hier traf er mit einem Kürassier zusammen, der die selbstbewußte Meinung äußerte: »Mi sauft so bald net oaner hi'!« Solch eine stolze Red vertrug sich nicht mit dem Ehrgeiz des Egidius Trumpf. Er schlug zur Wette einen Kronentaler auf die Tischplatte und schrie: »Geh her, du Lauser, bal di traust!« Natürlich traute sich der Kürassier. Um zehn Uhr vormittags begannen die beiden Kampfhähne dieses sinnlose Schlucken, und gegen sechs Uhr abends lag der Kürassier unter dem Tisch. Gidi sackte die beiden Kronentaler ein, und während die Unparteiischen dem stillen Reitersmann den Geldbeutel aus der rotgestreiften Hose zogen, um die verlorene Zeche zu bezahlen, erklärte der Gidi: »Sakra, so viel Bier, dös macht oan dürsti!« Sprach's – und faßte mit beiden Händen den unter dem Bierfaß stehenden Tropfganter – und schluckte das seit dem Morgen angesammelte Tropfbier mitsamt den hundert ertrunkenen Fliegen glatt hinunter in seine heißgewordene Seele. Er fand noch auf eigenen Füßen den Weg zur Kaserne. Den Kürassier mußten sie heimtragen. Der brauchte dann vier Wochen, bis er den bösen Katzenjammer los wurde, und wäre dabei schier draufgegangen. Eine Untersuchung wurde eingeleitet, und der Urmensch mußte eine Woche dunkel brummen. Noch zwölf Jahre später, als er mir die Geschichte erzählte, geriet er über diese ›Ungerechtigkeit‹ in einen brüllenden Zorn: »Da rumpest an so an Krippenreiter oni, der nix vertragt, und da spirren s' di acht Täg lang ein! Guat schaugt s' aus, dö irdische Gerechtigkeit! Pfui Teufel! Da durft unser Herrgott scho bald wieder amal aufmischen!«

Als Gefreiter machte Egidius Trumpf den Feldzug in Frankreich mit und holte sich vor dem Feinde das Eiserne Kreuz und den Militärverdienstorden. Von diesem Feldzug erzählte er gerne. Aber eine Geschichte des Deutsch-Französischen Krieges hätte man nach diesen Schilderungen nicht schreiben dürfen. Von Tapferkeit und ähnlichen Dingen pflegte der Gidi nie zu reden – was von dieser Heldenzeit in seinem Gedächtnis geblieben war, das drehte sich um vermauerte, mit Scharfsinn ausgespürte Weinkeller, um ›nudelsaubere Franzeesinna‹ und geprügelte Zuaven.

Nach dem Friedensschluß verwandelte sich der Gefreite Egidius Trumpf in einen Floßknecht. Und wenn er nicht die langen Wasserstiefel trug, dann machte seine wachsende Jagdpassion alle um Lenggries gelegenen Reviere unsicher. Daß der Gidi ›ging‹, das wußten alle Jäger. Aber sie erwischten ihn nie. Um diesen Jagdschaden los zu werden, gab es kein anderes Mittel, als den Gidi zum Jäger zu machen. Im Jahre 1876 wurde er königlicher Jagdgehilfe in der Wartei Fall. Und da erwies sich an ihm die Hypnose des ehrlichen Berufes. Der Urmensch färbte sich über Nacht in der Haut – ein so rassiger Wildschütz er bisher gewesen, so ein rassiger Jäger wurde er jetzt. Dennoch merkte er, daß sich beim Jagdpersonal das Mißtrauen gegen ihn nicht völlig beschwichtigen wollte. Das ärgerte den Gidi. Und mit Sehnsucht harrte er auf eine Gelegenheit, bei der er sich im königlichen Dienste auszeichnen könnte. Doch so fleißig er auch bei Tag und Nacht auf den Beinen war, das ersehnte Stündl, in dem der Egidius Trumpf einmal auftrumpfen wollte, stellte sich nicht ein. Die Lenggrieser Wilddiebe wußten: Der kennt unsere Schliche. Und drum verschonten sie das Revier des Gidi mit ihrem Besuch. Nun dachte sich der Gidi: ›Da muaß i wildern, anderst geht's net!‹ Und in einer milchigen Mondnacht fing er über der Grenze drüben, im Revier des Herzogs von Koburg, einen Tiroler Wildschützen.

Den lieferte er aber nicht in der Hinterriß beim Koburgischen Wildmeister ab, sondern trug ihn, wie einen Hirschen zusammengeschnürt, auf dem Rücken über die Grenze ins Bayerische.herüber und die drei Stunden hinunter nach Fall. Damit hatte der Urmensch ein Novum in der Geschichte der Jägerei geschaffen: daß man nicht nur auf Wild, sondern auch auf Wilderer wildern kann!
Natürlich saß der Gidi jetzt warm im Vertrauen seiner Vorgesetzten. Aber der Gewaltsteich hatte mancherlei Folgen. Da saß der Urmensch ein paar Wochen später zu Vorderriß in der Leutstube. Am Nachbartische zechten ein paar Tiroler Holzknechte. Die spöttelten ein bißchen, schwatzten aber sonst ganz lustig und ›vertrauli‹ mit den Jäger. Doch als sie sich erhoben, um sich nach der Marende wieder an die Arbeit zu machen, trat einer von ihnen auf den Gidi zu, holte eine Handvoll frischgegossener Zinnkugeln aus dem Hosensack heraus, hielt sie dem Jäger vor die Nase und sagte lachend, als gält' es einen Scherz: »Schaug on, Jager, do ischt die deinig auch dabei!«
»So? Moanst?« Es blinkerte dem Urmenschen in den Augen. »Die wöll waar's denn nacher?«
»Konscht d'r oane aussuachen!«
Gidi wählte lange, bis er sich für eine tadellos gegossene Kugel entschied. »Dö da!« sagte er kichernd. »Dö gfallet mer am besten!«

»So mach a Kreuzl drauf, woascht, daß es koa Verwechslung geit!«

Immer lustig, den ›Spaß‹ völlig verstehend, kritzelte Gidi mit dem Knicker ein kleines Kreuzl auf die Zinnkugel; und während er sie in die Hand des Tirolers zurücklegte, gab er ihm noch lachend den Rat: »Gelt, halt fei guat hin! Daß d' mi net ebba faihst!«

Der Tiroler schob die Kugeln wieder in den Hosensack und stapfte zur Türe hinaus.

Noch ehe die folgende Woche vergangen war, wurde in der Gegend der Hinterriß ein Mensch vermißt. Das war aber nicht der Gidi. Der war kreuzgesund, tat in Ruhe seinen Dienst und guckte in den Wirtsstuben neugierig drein, wenn von dem vermißten Tiroler die Rede war.

Später erzählte man zwischen Lenggries und Mittenwald, daß der Trumpf-Gidi an seinem Hals ein seidenes Schnürchen mit einer Zinnkugel trüge, wie andere am Hals einen geweihten Muttergottespfennig tragen. Aber dieses Gerede war Unsinn. Ich habe mit dem Gidi ein Jahr lang gejagt. Dabei hatte er immer, Sommer und Winter, das Hemd an der haarigen Brust weit offen. Doch ein seidenes Schnürchen hab ich nie an seinem Hals gesehen. Wahrheit ist nur das eine: daß es immer zu bösen Prügeleien kam, wenn der Urmensch in den Wirtsstuben mit Tirolern zusammentraf. Seine Vorgesetzten mußten ihm einschärfen, sich auch im Wirtshaus daran zu erinnern, daß er ein königlicher ›Biamter‹ wäre, der seiner Würde nichts vergeben dürfe. Wie sehr sich der Urmensch diese Warnung zu Herzen nahm, das konnte ich späterhin mit eigenen Augen gewahren.

Dann hab ich den ganzen Sommer und Herbst mit ihm gejagt, bis Ende November. Und was ich von ihm zu erzählen hätte, würde ein Buch füllen. Aber ich will aus dem Guglhupf dieses Kraftlebens nur ein paar Weinbeeren herausholen.

Wir kamen da eines Vormittags von der Pirsch zurück und saßen im Wirtsgarten, der keinen Zaun hatte, aber zur Hälfte umzogen war von einer Mauer aus Scheitholz, das mannshoch für den Winter aufgeklaftert stand. Und während wir da beim Krug sitzen, kommt ein Tiroler Teppichhändler mit seinem Kasten, ein baumlanger, schwarzzottiger Patron. Dem zwinkert was in den Augen, als er den Gidi sieht. Doch er setzt sich zu uns an den Tisch, tut zuerst dreckfreundlich, fängt aber dann zu spötteln an, redet von Zinnkugeln und ›Kkreizln‹ und gerät in Wut, weil der Urmensch so ruhig bleibt, als wäre der Tiroler Luft für ihn. Doch weil der Teppichhändler seine bedenklichen Späße immer dicker auflegt, guckt ihn der Gidi an und sagt: »Halt's Maul, du Lackl! I bin a Biamter, daß d' es woaßt!«

»Wos bischt?« Dann kam eine Aufforderung, die ihr in Goethes Berlichingen nachlesen könnt.

Der Gidi lachte. So etwas griff ihm nicht an die Ehre.

»Gelt, Luader, möchst di wieder einschmoacheln?«

Diesem Lachen gegenüber verliert der Teppichhändler die Besinnung. Er packt seinen Krug und schüttet dem Urmenschen das Bier ins Gesicht.

Da steht der Gidi auf, schiebt den triefenden Hut zurück, und an seinen Schläfen erscheint jenes bläuliche Netz. »Sakrament no amol!« Mit beiden Fäusten will er zugreifen – aber da schüttelt er den Kopf und brüllt: »Na, Brüaderl! Ah na!« – er schleudert den Hut ins Gras, reißt die Joppe herunter, nimmt einen Anlauf und springt wie verrückt ein dutzendmal über das aufgeklafterte Scheitholz hin und her, so lange, bis ihm der Atem zu keuchen beginnt. Dann stemmt er sich mit dem Rücken gegen die schwere Holzmauer, bläst und keucht und schiebt und drückt, bis die ganze Scheiterbeuge mit Gerassel über den Haufen purzelt ... »So, Brüaderl, jetzt bin i grecht für di!« ... und packt den Teppichhändler, wirft ihn zu Boden und drischt so grob auf ihn los, daß der Wirt, die Wirtin, der Hausknecht und die Wirtstochter gerannt kommen und mit Kreischen zu wehren beginnen. Ich helfe mit, und wie wir den schnaubenden Urmenschen endlich hinter dem Tisch haben, steht der Teppichhändler mit kreidebleichem Gesicht vom Boden auf, hebt den bunten Kasten auf seinen Rücken und macht sich schweigsam auf die Wanderung.

»Ja Mensch!« sag' ich zum Gidi. »Hast du den Verstand verloren?«

Und die Wirtin zetert: »Jessas, Jessas, die ganze Scheuterbeug hat'r mer aussidruckt! Dös Uuurviech!«

Aber der Gidi, weil er den Teppichhändler nimmer sieht, ist schon wieder ganz ruhig und sagt: »Macht nix, I klafter 's Holz scho wieder auf! Woaßt, z'earst hab i mer d' Wuat a wengl abküahlen müassen. Sunst hätt i dem Kerl am End no ebbes toan! Und da hätt i wieder a Nasen vom Forstamt kriagt.« Dann sieht er den Tisch an, auf dem eine Lache schwimmt. »Schad ums Bier!« Und geht auf die umgeschmissene Holzmauer zu und beginnt gemütlich die Scheite aufzuklaftern. –

Ende August hausten wir miteinander in der Lärchkogelhütte. Der Proviant war uns ausgegangen, und der Träger wollte noch immer nicht kommen. Im Zustand des Hungers pflegen die Grenzen zwischen mein und dein zu verschwimmen – und so vergriffen wir uns an staatlichem Eigentum, indem wir einem Gemsbock, den ich erlegt hatte, zwei handgroße Wildbretstücke von der Innenseite der Schlegel wegstibitzten. Und der Urmensch, der sich nicht übel aufs Kochen verstand, machte sechs ›Karminadln‹ daraus. Viere verspeisten wir; die zwei übrigen kamen

ins Kellerloch, um am folgenden Morgen als Frühstück zu dienen. In der Nacht aber kam der Träger mit dem Proviant. Eine Woche später, als wir eines Nachmittags vor dem Abmarsch die Hütte sauber machten, hör ich im Kellerloch den Gidi schreien: »Mar' und Josef! Da san ja no dö zwoa Karminadln!« Auf dem Holzteller bringt er sie hergetragen – und sie waren von gut genährten Maden ganz lebendig.
»Pfui Teufel! Hinaus!«
»Ah, wos! Is no allweil a Fleisch! Da waar oft oaner froh drum!« Sprach's wickelte die ›Karminadln‹ mitsamt ihrem fetten Leben schmunzelnd in ein Zeitungsblatt und ging aus der Stube.
Am Abend, als schon die blaue Dämmerung um die Berge träumte, kamen wir auf dem Heimweg an einer Hüterhütte vorüber, durch deren lückiges Balkenwerk ein roter Schein herausglostete.
»Schaugn mer eini!« sagt der Gidi. »Da kon i an der Gluat mei Pfeifl ankenten!«
Wir traten in die Hütte. Und wo Kohlen glühen, setzt man sich gerne nieder. So saßen wir und schwatzten. In der dunklen Ecke hinter dem Herd war etwas Haariges und Plumpes, das sich träg bewegte und mit dem Atem rasselte wie ein Bär im Winterschlaf.
Da sagte der Gidi: »Hansl? Mogst a Fleisch?«
»Ah woll! So ebbes mog i allweil!« klang es aus der dunklen Ecke.

Der Urmensch nahm aus seinem Rucksack ein in Zeitungspapier gewickeltes Packerl.
Ich begriff – der Ekel schüttelte und jagte mich –, aber die Neugier hielt mich fest: Ich wollte den Moment nicht versäumen, in dem der Gidi den Dank seiner schenkenden Barmherzigkeit auf den Kopf bekäme.
In aller Gemütsruhe, ganz ernst, begann der Urmensch die Lebensgeschichte eines Gemsbockes zu erzählen, den er im verwichenen Herbst unter dem ›Luderer Gwänd‹ erlegt hatte. Dabei raschelte in der dunklen Ecke das Zeitungspapier. Und während der Gidi erzählte, wie der Bock die Geiß zu treiben begann, sagt der Hansl: »Herrgott! Is dös aber mürb! Dös laaft oam ferm über d' Finger abi.«
»Gelt, Manndele? So ebbes Guats hast im Leben no nia derwuschen?«
»Na!«
Aus der dunklen Ecke hört man immer wieder ein leises Knacken, wie wenn ein Bub auf grüne Stachelbeeren beißt. Und dann frägt der Hansl: »Was muaß denn dös sein, was i da allweil derbeiß?«
»Woaßt, da san Weimberl drin.«
»Gelt, ja! Hab mer's aa scho denkt! Weil's gar so süaßelet!«
Mit einem Sprung fuhr ich zur Hütte hinaus.
Als mir der Gidi nach einer Weile in der Dunkelheit nachkam, sagt er: »Schaugn S', so ka ma oft

oam Menschen a Freid machen! Freili hat alls seine zwoa Seiten . . . aber bal oaner bloß die guate siecht . . .« – –
Und dann sein wilder, unmenschlicher Tod! Ein Tod, bei dem ich mir sagte: So und nicht anders mußte der Egidius Trumpf sein Leben enden!
Da war er gegen Ende der achtziger Jahre nach Bartholomä versetzt worden, in jene einsame Wartei am Königssee.
Eines Sonntags, als sich der strenge Winter schon zum Frühjahr wenden wollte, war der Gidi ›auf Rekerazion‹ in Berchtesgaden draußen und schluckte vergnügt sein gewohntes Quantum, so an die zwanzig Maß. Am Abend setzte er sich noch zu Königssee vier Stunden beim Schiffmeister in der Schwemme fest. Um Mitternacht wollte er über den gefrorenen See nach Bartholomä hineinwandern. Das versuchten sie ihm auszureden – seit drei Tagen, bis zum Morgen des Sonntags, hatte der Föhn geblasen, das Eis war von breiten Fragen durchrissen, und überall quoll schon das Wasser heraus. Aber der Gidi mit seinem Kraftgefühl meinte lachend: »Bin i aussikemma, kumm i eini aa! Und hupfen kon i no allwei.« Dabei machte er, mit den fünfundzwanzig Maß im Magen, einen tischhohen Sprung. Und wanderte los in der stillen Frühlingsnacht.
Am Morgen, als der Urmensch zu Bartholomä

nicht eingetroffen war, stellte der Förster am Ufer den Tubus auf und sah im Weitsee draußen auf einer Stelle, so groß wie eine große Wiese, das Eis in Scherben geschlagen.
Weder in Bartholomä, noch in den Holzerhütten am Ufer, noch in Königssee hatte man in der stillen Nacht einen Schrei vernommen. Der Urmensch und um Hilfe schreien? Nein!
Stumm hatte Egidius Trumpf seine letzte Arbeit getan. Als er eingebrochen, war er vermutlich nüchtern geworden. Und hatte mit allem Aufgebot seiner eisernen Kraft sich zu retten versucht. Aber jede Scholle, auf die er sich hinaufschwang, brach wieder mit ihm hinunter. Immer wieder tauchte er auf und klammerte sich mit zäher Kraft an das Leben. Sein Hut schwamm wohl im Wasser oder war unters Eis geraten – den konnte er nimmer zurückschieben über die Stirne –, doch an den Schläfen wuchsen ihm sicher vor Zorn die bläulichen Netze. »Sakrament no amal!« Er griff und lupfte, sank und hob sich und zerbrach in weitem Umkreis mit seinen Knien und Ellbogen die morsche Eisdecke. Lange Stunden muß er so gekämpft haben, fast bis zum Morgen. Und als das kalte Wasser seine ringenden Glieder starr machte und der letzte Nerv seiner Kraft erlahmte, sank er lautlos in die Tiefe.
Am Morgen fuhren sie von Bartholomä mit dem Eiskahn hinaus. Beim Anblick dieses weiten Feldes zerschlagener Schollen sagte der Förster.:

»Jesus Maria! Dös schaugt ja aus, als waar a Bergbruch einigfahren!«
Sie fanden nur einen zwiebegelben Hut. Sonst nichts.

Das Lebkuchenherz

Im Lebzelterladen des Städtchens steht die blonde Barbara und hat rote Backen, denn sie geniert sich ein wenig.
»No, was kriagn S' denn Freiln Barbara?«
»I glaab net, daß S' dös ham!«
»Ja, was möchtens denn eigentlich?«
»Ham – ham Sie vielleicht – a Lebzeltenherz?«
»No, wir wern doch Lebzeltenherzen ham! Wartens, i bring Eahna a ganze Kistn voll zum Aussuacha!« –
»So, welches gfallt Eahna nacha? – Vielleicht dös?«
»Ja, gfalln taats ma scho; aba –«
»Aber?«
Barbara wird rot wie ein altes Wachsmanderl.
»Aba, es sollt halt was draufsteh!«
»Aha! Was soll denn nacha draufstehn?«
»Joseph!«
»Dös läßt si scho machn. In ana Stund könna S' as Herzl mitn Joseph abholn. Pfüat God derweil!«
Nach einer Stunde steht Barbara wieder im Laden.
»So, Freiln Barbara, da ham 'S Eahnern Josef!«
Barbara schüttelt den Kopf.

»Naa, dös is nix! Mei Joseph schreibt si mit an p und an h!«
»Is dös net gleich, Freiln Barbara?«
»Naa, bei mir net!«
»Also, na komma S' in ana halben Stund wieder. Aber dös hätten S' do glei sagn können!« – –
Nach einer halben Stunde. Barbara ist zufrieden.
»So, jetzt is 's recht!« –
»Halt, i mach Eahna no a schöns blaus Bandl dran und wickel's in a Seidenpapier ein!«
»Naa, dös brauchts net! Dös iß i ja so glei! Pfüat God!«

Ernst Heimeran

Singen

Vielleicht denkt man es sich ministeriell als Erholung und Erfrischung, wenn der Schüler, müde und hungrig, singt. Der Soldat singt doch ebenfalls mit Vorliebe dann, wenn er nichts zu essen, aber viel zu marschieren hat und man ihn kommandiert: »Singen!« Wie dem auch sein möge: wir sangen im Singen nur höchst selten. Die Singstunde war vor allem ein Kampf mit der Disziplin, dann ein Kampf mit dem richtigen a, dann wieder mit der Disziplin.

Zunächst einmal fehlte im Singen regelmäßig die größere Hälfte der Schüler. Wir hatten zwar in der Mathematik gelernt, daß es größere Hälften nicht gibt, daß sie also weder da sein, noch fehlen können. Im Singen fehlten sie trotzdem. Es war einfach erstaunlich, wie klein die Klassen wurden, sobald es ans Singen ging. Dabei waren alle Parallelklassen im Singunterricht zusammengefaßt.

Die meisten fehlten deshalb, weil sie mutierten. Der Stimmbruch setzte bereits in den untersten Klassen ein und verlor sich erst in den oberen, sobald auch die Singstunden aufhörten. Von Generation zu Generation wurde die Kunstfertigkeit überliefert, wie man bei den alljährlichen Stimmproben glaubhaft mache, beim besten Willen nicht singen zu können, sei es, daß man mutiere, sei es, daß man hoffnungslos unmusikalisch sei und gänzlich außerstande, einen Ton zu treffen.

»c«, schlug der Chordirektor am Flügel die Tonleiter an.

»d«, sang der Prüfling (oder besser noch cis).

»Falsch. Stell Dich nicht so an. c, c, c.«

»h«, sang nun der Prüfling.

»Dich kann ich nicht brauchen. Der nächste.«

»Ich?« sagte der, beleidigt-erstaunt. »Sie haben mich doch selber vom Singen befreit, Herr Chordirektor, weil ich den Stimmbruch habe.«

»Das war im letzten Jahre und im vorletzten. Wie lange willst Du eigentlich noch mutieren? Du singst jetzt, verstanden! c, c.«

»Ich kann doch schließlich nichts dafür, wenn ich so lange mutiere«, beschwerte sich der Gescholtene. Beifallsgemurre in der Sängerklasse.

Der Chordirektor arpeggierte am Flügel stehenden Fußes seinen Groll hinauf und hinunter, griff dann nach einem Schülerverzeichnis und rief auf: »Liebergesell.«

»Fehlt«, antwortete die Klasse.

»Ludwig Ralf«, fuhr der Chordirektor fort.

»Fehlt.«

»Meyer Wilhelm!«

»Fehlt.«

»Wo ist das Klassenbuch?« brüllte der Chordirektor und kramte unter den Noten auf dem Flügel herum. »es ist doch ganz unmöglich, daß die halbe Klasse krank ist!«

Das Klassenbuch war nicht aufzufinden. Der Chordirektor ergriff den nächstbesten Fetzen Notenpapier und notierte sich die, die fehlten. »Hinter diese Krankheiten will ich schon kommen!« drohte er. Akkord.

Da man aber aus Erfahrung wußte, daß der Chordirektor seine bedrohlichen Notizen doch wieder verlegte, schwänzten ganze Bankreihen das Singen ungeniert weiter.

Bei derlei Zuständen soll nun einer Gesangsunterricht erteilen, zumal wenn er überdies Naturapostel ist wie unser Chordirektor! Das freilich machte seine Sache noch schlimmer.

Zunächst einmal trug er einen rötlichblonden, in zwei schüttere Strähnen auslaufenden Vollbart. Ich will damit nichts gegen Bärte an sich gesagt haben. In der Erregung aber, von zornigen Klavierakkorden untermalt, wirkt so ein Bart auf die Disziplin durchaus abträglich. Wenn der Musikprofessor gar nach der Geige griff und sein Bart sich auf dem Instrumente ablagerte wie Seetang, fiel es uns ungemein schwer, musikalisch ernst zu bleiben. Zum Lachen gebracht, kann man aber nicht singen. Ich möchte Schulchorleitern daher von der Barttracht wohlwollend abraten.

Sodann huldigte unser Apostel der männlichen Reformkleidung, die hauptsächlich darauf beruhte, daß sie später anfing und früher aufhörte als ein normaler Männeranzug, daß sie statt praktischer Knöpfe und Taschen höchst unpraktisches Riemenzeug und Beutelzeug bevorzugte und dem grünen Loden die höchsten Ehren erwies. Der Hals und der Brustausschnitt unseres Chordirektors lagen demgemäß frei – vor den Unbilden der Witterung notdürftig durch den Bart geschützt – dann kam ein Netzhemd und viel Loden drumherum. Die schlotternden Hosenbeine reichten kaum über die Waden; hernach folgte das natürliche, dennoch keineswegs anmutige Bein; die blanken Füße steckten in außerordentlich umständlich gebundenen Sandalen, in denen man sich allenfalls bei schönem Wetter auf glattem Asphalt ungestraft bewegen konnte. Natürlich war unser Apostel auch Vegetarianer und zwar von der strengsten Observanz, daher zugleich vom Missionstrieb beseelt. Er pries uns die Köstlichkeit honigbestrichener Radieschen, ein Gericht, über das ich heute mit mir reden ließe, das uns aber damals als eine ebenso ekelerregende Ausschweifung erschien als ihm unser Fleischgenuß. Er kaute es uns vor, machte genießerisch »mhm« und »ah, ah« wie Mütter, die ihre Kinder zum Essen veranlassen wollen, und lehrte uns, daß man jeden Bissen solange im Munde mahlen müsse, bis er als dünnflüssiger

Speisebrei wie von selber, fast ohne zu schlukken, in den Schlund rinne.
So blieben dem Reformer nur diejenigen ergeben, die von zu Hause musikalische Neigungen mitbrachten und dafür die Radieschenpredigten in Kauf nahmen. Sie sangen nach Kräften, selbst wenn sie wirklich mutierten – ich habe mir damals meine Stimme für alle Zeiten verdorben – und taten sogar freiwillig im Schulorchester mit.
Und der Apostel lohnte es uns. Eines Samstags nach der Stunde – wir wurden dringend daheim zum Mittagessen erwartet –, machte er uns ein aufsehenerregendes Geständnis. Er offenbarte uns, daß er eigentlich gar kein Pädagoge sei (das hatten wir freilich längst gemerkt), auch Chordirektor sei er nur so am Rande, im Grunde sei er etwas weit Höheres, ein deutscher Tondichter! Er griff einige süße Sextengänge, trat einen Schritt vom Flügel zurück und lächelte uns an.
Wir schwiegen betreten. Nicht, als ob uns ein deutscher Tondichter an sich peinlich gewesen wäre. Die Feierlichkeit dieser Eröffnung aber setzte uns in Verlegenheit. Was soll man auch dazu sagen, wenn einem ein solches intim schöpferisches Geständnis gemacht wird?
Wir hörten draußen im Schulhof die Kastanien fallen.
Mein Freund Ludwig Kusche faßte sich am schnellsten. Denn er komponierte selbst. »Was

schaffen Sie denn, Herr Chordirektor?« erkundigte er sich. Ja, das waren die richtigen, die erlösenden Worte. So muß man sprechen, wenn man einem Tondichter gegenübertritt. Sogleich öffneten sich die Schleusen des Meisters, und er führte uns ein in sein Werk.

Zunächst machte er uns mit seinen Liedern bekannt, Stößen von Liedern, an denen man richtig zu schleppen hatte vom Notenschrank zum Flügel. Dabei war ein Lied vom andern in seiner Erfindung und in seinen Ausdrucksmitteln grundverschieden; wenigstens behauptete das der Meister.

Der Meister beschränkte sich keineswegs auf Lieder, die unter Komponisten vielleicht als eine Art Spielerei angesehen werden, gleich Gedichten unter den Schriftstellern; unser deutscher Tondichter arbeitete damals vielmehr an einem grandiosen Werk für gemischten Chor und Orchester, das er beim nächsten Schlußfest uraufzuführen gedachte.

Ein kühner Gedanke. Denn seit unser Gymnasium bestand, wurde zur Krönung der Absolutorialfeier alle Jahre wieder der Chor mit Orchester aus dem Oratorium »Die Schöpfung« von Haydn aufgeführt, und er klappte eigentlich immer noch nicht richtig. Man kam stets ins Rennen; die Himmel erzählten die Ehre Gottes immer schneller und schneller, sodaß der jeweilige Solist, der es dem kommenden Tage, beziehungsweise der folgenden Nacht weiterzusagen hatte, ganz außer Atem kam. Man durfte froh sein, wenn sich alles beim »zeigt an, zeigt an, zeigt an das Firmament« wieder sammelte und fing. Und da wollte der Chordirektor allen Ernstes ein neues Werk einstudieren, ein zeitgenössisches Werk überdies, das noch niemand kannte, das Werk eines deutschen Tondichters?

Und das war nicht die einzige Schwierigkeit bei der Sache. Die Hauptschwierigkeit lag im Meister selbst. Obwohl das Werk nämlich fertig vorlag – er zeigte uns strahlend die Partitur – besserte er immer noch daran herum. Ludwig fand, das sei ebenfalls nicht das richtige Verfahren für einen Komponisten. Man solle ein Werk, wenn es einmal abgeschlossen sei, lieber ruhen lassen, es vielleicht nach Jahren, gut abgelagert, noch einmal vornehmen, aber nicht unausgesetzt daran herumwurschteln. Wahrhaftig »wurschteln« nannte er das, wie eben Komponisten für ihre allerhöchsten Bemühungen oft recht vulgäre Ausdrücke gebrauchen.

Da verstand ich das Streben unseres Schultondichters, das besagte Gewurstel, wohl besser. Hatte ich mir doch damals in den Kopf gesetzt, statt der beständigen Gedichtemacherei eine Seite Prosa zu schreiben, nur eine Seite, diese aber in unablässiger Bemühung so vollkommen, daß die Welt staunen sollte!

Diese nämliche staunenswerte Vollkommenheit

erstrebte der Meister auch. Er spielte und sang uns, so gut das am Flügel und mit Bart gehen wollte, das Werk vor in der ursprünglichen ersten Fassung, dann in einer verbesserten zweiten, und schließlich in der dritten und letzten – gesetzt, daß es wirklich die letzte sein würde.

»Hören Sie, hören Sie?« fragte er verklärten Auges.

Gewiß, gewiß, wir hörten. Mir gefiel das Werk nicht einmal übel, mochte es Kennern auch zusammengewurschtelt erscheinen. Was mir allerdings weniger gefiel, war der Text, den der Meister für sein Werk gewählt hatte, ein patriotischer Text, und zwar was für einer! Ich bin auf meine Art ein guter Patriot, bilde ich mir ein, und habe auch gelegentlich nichts gegen einen feurigen Militärmarsch oder gegen ein Marschlied. Aber um der Musik als solcher zu dienen, um ein musikalisches Meisterwerk zu schaffen, scheint mir Patriotismus fehl am Platze.

Der Meister hatte den damals aktuellen Text gewählt: »Brüder, laßt uns Arm in Arm in den Kampf marschieren.« Was für ein Kohl! um einen gelinden Ausdruck zu gebrauchen. (Ludwig gebrauchte ganz andere!) Hat man, frage ich, Soldaten jemals Arm in Arm in den Kampf marschieren sehen?

»Das ist symbolisch zu verstehen«, verteidigte sich der Meister. »Darauf kommt es nicht an.

Aber wie in den Knabenstimmen das ›Brüder‹, in den Männerstimmen das ›Arm in Arm‹ verschränkt ist« – er blätterte die Stelle in der Partitur nach und zeigte darauf hin – »und hier unten in den Bässen und in der Pauke als continuo der Marsch-Takt gegeben wird: rum – dum – rum – dum, rum dum dum – das müssen Sie hören. Hören Sie?«

»Woher wollen Sie denn die Pauke nehmen, Herr Chordirektor?« wandte Ludwig ein. »Und Contrabaßisten haben wir im ganzen Pennal auch nur einen, und der kann keinen Takt halten.«

Der Meister beachtete den Einwand garnicht. »Und doch«, grübelte er, »ich bin mit der Fassung nicht ganz zufrieden. Rum – *dum?* Ich werde es noch einfacher geben. Rum – *rum!* alles Große ist einfach. Haben Sie bemerkt, wie es in der ersten Fassung noch hieß Brü-hü-der? Auf und ab? Und jetzt so schlicht, so einfach: Brü-der? – Rum – rum.« Er nahm die Partitur auf die Knie und trug mit einem winzigen Bleistiftchen Korrekturen ein. Die vierte Fassung entstand. Wir schlichen davon. »Ich bin gespannt, wie ihm das hinausgeht«, sagte Ludwig und grübelte gedankenvoll in seiner gewalten Nase. O diese Komponisten!

Und es ging ihm hinaus, dem Meister. Er vollendete die endgültige Fassung. Er ließ auf eigne Kosten die Stimmen kopieren, verteilte bei den

Proben Freibrezen und Freiradieschen (ohne uns den Honig dazu aufzunötigen) und bewegte sogar den Rektor, ein paarmal gründlich dazwischen zu fahren, damit die Disziplin auf die Höhe käme. Er engagierte einen Berufspaukisten und verstärkte den kümmerlichen Kontrabaß dadurch, daß er auch die Celli, die er Kniegeigen nannte, sowie die Bratschen rum – rum spielen ließ. So wurde das große Musikzimmer wahrhaftig zu klein. Der Meister mußte erst einen Klavierstuhl, dann gar den Flügel selbst als Podium benützen, um das fürchterliche Gedränge zu überblicken und die viele Musik zu bändigen. Es tönte ohrenbetäubend, kaum daß man seinen eigenen Part hörte. »Leiser, leiser!« brüllte der Meister. Auf der Straße blieben die Leute stehen und die Hunde liefen zusammen. Daher mußten die Fenster geschlossen und die Rolläden heruntergelassen werde. So marschierten wir in schrecklicher Luft und künstlicher Beleuchtung Arm in Arm in den Kampf.

Da wäre ja nun wenigstens eine Hauptprobe im Turnsaal, dem Orte der Schlußfeier und Uraufführung, nötig gewesen. Der Meister hatte auch fest damit gerechnet, schon um den akustischen Effekt zu studieren. Den Turnsaal mit seinen Reckgerüsten, Barren, Pferden und Kletterstangen in einen Weiheort zu verwandeln, kostete jedoch alljährlich geraume Vorbereitung, die der Turnlehrer seinerseits mit allen Kniffen hinauszuschieben trachtete. Der Herr Rektor benötigte ein festes Rednerpult, das aber auch wieder nicht zu fest sein durfte, damit man es leicht wegnehmen konnte, sobald der Dirigent in Erscheinung trat. Am umständlichsten gestaltete sich jedesmal der Transport des Flügels aus dem Musikzimmer in die Festhalle, und er sowohl wie verschiedene Türpfosten und Mauerecken trugen dabei Schrammen davon. Endlich wurde von der Stadtgärtnerei, gewöhnlich erst im letzten Augenblick, ein Wagen voll Lorbeerbäumen angefahren, die in ihren grünen Kübeln über das Parkett zu rollen und gar aufs Podium hinaufzuzerren auch seine Zeit brauchte. Schließlich noch die Stuhlreihen für den Lehrkörper, für Eltern und Gäste – kurz, man hatte sich verspätet, es waren ja schließlich Kriegszeiten, in denen man ohnedies nicht erwarten durfte, daß alles wie am Schnürchen klappte, und so blieb nichts übrig, als die Uraufführung frischfrommfröhlichfrei zu wagen und ohne Saalprobe in den Kampf zu marschieren.

Er war für den 13. Juli nachmittags drei Uhr angesetzt, kein besonders stimmungsvoller Termin. Ich weiß nicht, wie unserm Meister an diesem Mittag die obligaten Radieschen mit Honig schmeckten. Er erschien im Frack; vielleicht sah er nur deshalb so auffallend bleich aus. Vielleicht drosselte ihn auch der ungewohnte Stehkragen oder die Lackschuhe drückten ihn.

Wir Musikanten sammelten uns im Musikzimmer, um die Instrumente zu stimmen. Der Meister ließ es sich nicht nehmen, sie alle eigenhändig beziehungsweise eigenhörig zu prüfen. Er hatte schon trübe Erfahrungen gemacht, was gewisse freiwillige Musikanten unter einem a verstehen. Guido Müller, unser Flötist, mußte die Noten an sich nehmen, denn er hatte an seinem Instrument am wenigsten zu tragen. Außerdem konnte man sich auf ihn verlassen. Man denke: wenn im letzten Augenblick die Noten verschwinden würden! Der Meister schien derlei schreckliche Befürchtungen zu hegen.
Der Saal war offiziell noch gar nicht geöffnet, nur die Sänger trieben sich schon herum. Wir kamen zwar erst zum Schluß im Programm mit unsrer Nummer, doch schien es in Ermangelung einer Hauptprobe angezeigt, sich wenigstens über die zweckmäßigste Aufstellung des Chores und des Orchesters zu verständigen, nachzusehen, ob der Pedell genügend Pulte und Stühle herangeschafft hatte und ob der Flügel richtig stand, dem die wichtige Aufgabe zufiel, schwach besetzte Instrumente und Stimmen zu untermalen.
Der Saal füllte sich, die Klassen marschierten geschlossen heran, Lehrer und Eltern stellten sich ein, der Meister zog sich ins Lorbeergebüsch zurück.
Das Programm wickelte sich ab, wie es gedruckt stand (man hörte es rascheln):

1. Ouvertüre zur Oper Cosi fan tutte von Mozart – aber nicht etwa für Orchester, sondern für Klavier vierhändig, nach dem Arrangement von Erich Eisner 7a, der dabei selber mitwirkte. Freundlicher Applaus.

2. Prolog, gedichtet von Studienrat Dr. Weber, der schamhaft verklärt in der ersten Reihe saß. Vortragender ein Kleiner in Matrosenanzug, der, wie man es ihm eingeschäft hatte, während der Deklamation die Hände an der Hosennaht festhielt. »Herrlich ists an Maientagen, in dem hohen Gras zu liegen – –.« Gerührte Begeisterung, insbesonders bei den anwesenden Müttern.

3. Romanze in F-Dur für Violine und Klavier von Beethoven, der dazu eigentlich Orchester vorschrieb. Aber Erich Eisner (siehe oben) bemeisterte den Part am Klavier durchaus; Geige: Ernst Bendix 7b. Kein sehr lauter, aber lang anhaltender Beifall der Kenner, mehrere Vorhänge gewissermaßen.

4. Nero, Gedicht von Friedrich von Sallet; vorgetragen von Alwin Müller 4a. Sehr theatralisch und thematisch nicht recht am Platze – denn wieso Nero bei einer bayrischen Abschlußfeier? – aber zweifellos sehr wirkungsvoll. Beifall.

5. Ansprache des K. Rektors – mit den obligaten Kernsprüchen, aber wohltuend kurz, da der Rex Mathematiker war – gerührte Verteilung der Reifezeugnisse und Dankesrede eines Abiturienten, der versicherte, er, beziehungsweise die

Abiturienten samt und sonders, seien von ewiger Dankbarkeit gegen ihre Lehrer erfüllt und würden sie nie vergessen.

Wir oben auf dem Podium, die das alles von der Kehrseite verfolgten, was auch seinen Reiz hat, hielten uns musterhaft still; kaum daß einer einmal ein bißchen an seinem Instrument zupfte. Auch der Chor stand wie angenagelt. Die einzige Unruhe war im Lorbeerhain zu bemerken, wo der Meister offenbar von einem Bein auf das andere trat. Manchmal sahen wir ihn auch zwischen den Blättern hervorspitzen; er schien aufs äußerste beunruhigt.

Jetzt kam die Reihe an ihn; er mußte wohl oder übel den schützenden Lorbeerhain verlassen und sich der applaudierenden Menge zeigen. Auch wir klopften wie alte Orchesterhasen mit den Bogenstangen Beifall an unsre Pulte.

»Die Pauke, die Pauke«, flüsterte der Meister gedrückt, in dessen er sich den Weg zum Podium bahnte.

Ja, zum Kuckuck, die Pauke. Oder vielmehr der Paukist. Wo war der Paukist? Müßige Frage. Wo er auch sein mochte, jedenfalls war er nicht zur Stelle.

Das war ein Schlag, den der Paukist führte! Aber da half nun nichts, der Meister konnte sich nicht länger im Orchester herumdrücken, sondern mußte aufs Podium hinauftreten und sich verneigen.

Der zweite Lapsus. Die Pedellen hatten versäumt, das Rednerpult vom Podium zu räumen, sodaß das Publikum von des Meisters Verbeugung nur das obere Drittel zu sehen bekam. Bei Dirigenten ist das sonst nicht üblich, die verlangt man in ganzer Figur.

Der Meister verneigte sich in seiner Aufregung öfters, als verlangt wurde. Aber dann mußte er doch das Zeichen geben zum Beginn. Er dirigierte nicht nur auswendig, sondern auch freihändig, was stark beachtet wurde. Als Anhänger einer naturgemäßen Dirigierweise verachtete er jeglichen Gebrauch des Taktstockes. Wie beschwörend hob er die nackten Hände, die Finger leicht gespreizt und riß uns mit einem Schwung aus den Schultergelenken, mit einer Art Flügelschlag gleichermaßen, aus den Niederungen zu sich empor, so daß wir unverzüglich begannen, in den Kampf zu marschieren.

Zunächst marschierten nur wir vom Orchester. Ich weiß nicht, ob es nur mir so vorkam: mir wollte scheinen, als marschierten wir keineswegs, sondern schlichen vielmehr wie auf Zehenspitzen einher. Was im Musikzimmer so ohrenberäubend geklungen hatte, nahm sich hier im Saal aus wie ein Säuseln. Der Meister formte verstohlen die Hände am Munde zu einem Sprachrohr und flüsterte: »Lauter, lauter«, wo er sonst »leiser, leiser« gebrüllt hatte.

Also gut, lauter. Wir legten uns in die Riemen

und drückten mächtig auf Bogen und Saiten – was freilich, wie der Kundige weiß, nicht die beste Methode ist, einen volleren Ton zu erzielen.

In diesem Augenblick teilte sich der Lorbeerhain, und der Paukiste schlüpfte an seinen Platz. »Noch Zeit genug«, hörte ich ihn brummen. Sein erster Einsatz war in der Tat erst nach der Wiederholung der Orchesterintroduktion, einer Art von Zapfenstreich, fällig. Ein Teufelskerl, dieser Paukist. Aber so sind sie, die Herrn Berufsmusiker.

Der Meister, sichtlich erleichtert, spendete uns einen weiteren Zuruf durch die hohle Hand. »Wiederholen«, verstand ich. Selbstverständlich wiederholen. So war es ja geschrieben. Wir hatten immer wiederholt. Ich wiederholte also, und die Geigen, die herumsaßen, ebenfalls.

Aber andere im Orchester schienen verstanden zu haben: »Nicht wiederholen«, jedenfalls wiederholten sie nicht und gingen weiter. Dadurch kam der Paukist, der bald nach der Wiederholung einen Wirbel zu setzen hatte, in Verlegenheit, wem er denn nun folgen sollte. Der Meister brüllte ihm etwas zu; aber wir waren nun doch schon so lautstark geworden, daß der Paukist aus dem Zuruf nicht klug werden konnte, und so wirbelte er denn in Gottes Namen darauf los.

Es gab jetzt also zwei feindliche Parteien: eine, die wiederholt hatte, wie es in den Noten stand, die andere, die nicht wiederholt hatte und die sich durch den Paukenwirbel ins Recht gesetzt sah. Diesen schlossen sich um des lieben Friedens willen einige von der Wiederholungspartei an – ich auch – gingen sozusagen mit Pauken und Trompeten zu ihnen über, während andere, die ihren Irrtum mit dem Weitergehen eingesehen zu haben glaubten, sich ihrerseits reumütig den Wiederholern beizugesellen trachteten und zurücksprangen. Da es aber garnicht so einfach ist, beim Zurück- wie beim Vorwärtsspringen die richtige Stelle zu treffen, entstanden noch einige Splitterparteien, die verzweifelt nach dem passenden Anschluß suchten. Der musikalische Eindruck, den der Hörer von allen diesen Bemühungen empfing, war in der Tat der eines ungeheueren Kampfgetümmels.

Der Meister faltete die Hände und hob sie flehend gegen den Chor empor, von dem allein jetzt noch Hilfe zu erwarten war.

Es lebe der Chor! Kaum hatte er die Pauke wirbeln hören, so ließ er sichs nicht anfechten, was wir im Orchester sonst noch trieben: er legte los. Insbesondere die Soprane, diese kleinen frechen Lauser mit den Engelsstimmen, brachten ein so jubilierendes »Brüder« hervor, daß gar kein Zweifel mehr bestehen konnte, wie das Werk gemeint sei. Es marschierte.

Der Meister richtete hinfort alle seine Beschwörungen ausschließlich an den Chor. Denn da in

den Orchesterstimmen keine Chorstichnoten eingetragen waren, herrschten beständig instrumentale Meinungsverschiedenheiten, wo im Werke man eigentlich angelangt sei, zumal sich die ›Brüder‹ und das ›Arm-in-Arm-'Marschieren dutzendmal wiederholte. Mir erging es nicht anders. Bisweilen glaubte ich, ich hätte jetzt endgültig die richtige Stelle erwischt, und dann war es doch wieder nur eine ähnliche.
Und doch war das gar nicht so schlimm. Durch das weise Streben des Meisters nach äußerster Vereinfachung machte ja das ganze Orchester im Grunde nichts anderes als rum rum rum, und da konnte nicht viel passieren. Es war sogar recht ergötzlich, bald da, bald dort nach Gutdünken ein rum – rum anzubringen und den Chor damit individuell zu untermalen. Es kam jetzt nur noch darauf an, am Schluß nicht über das Ziel hinaus zu schießen. »Noch drei Takte«, brüllte der Meister, »noch zwei, noch ein« – rum, aus.
Schweigen im Saale, ob es auch wirklich aus sei, dann Beifall, immer mehr anschwellender, ja frenetischer Beifall. Die Klassen klatschten im Takte; wer einen Sitzplatz erwischt hatte, trampelte überdies. Der Meister verneigte sich und verneigte sich, der Rex kam aufs Podium und schüttelte dem Meister, unserem deutschen Tondichter, die Hand. »Sehr interessantes Werk, sehr interessant, sehr interessant. Ich danke.«
Zwei Abiturienten hoben den Meister auf ihre

Schulter, stemmten ihn einfach hinauf, so sehr er zappelte, und trugen ihn wehenden Bartes im Triumph durch den Saal.
Er soll draußen geweint haben.

Auf dem Grund des Lächelns schwimmt eine Träne.

Charlie Chaplin

Das Schaffel

Ich habe mich lange besonnen, ob ich eine Geschichte daraus machen soll. Eine Stunde lang habe ich mir den Kopf darüber zergrübelt. Nun aber finde ich nach gründlicher Erwägung, daß dieser Brief eigentlich am besten für sich selber spricht. Ich meine den Brief, den mir mein Freund Rudolf Geiger, seines Zeichens Versicherungsbeamter bei der Lebens- und Unfallversicherung »Fortuna« zur gefl. Benützung und dichterischen Auswertung in liebenswürdiger Weise überlassen hat.
Hier ist das Schreiben, das der stark blessierte Rentier Anastasius Miller unterm soundsovielten »zwecks Erhalt eines entsprechenden Versicherungs- und Schmerzensgeldes« an die »Fortuna« geschickt hat:

»Hochgeehrte Fortuna!
Ich, der Endunterzeichnete, hatte mich entschlossen, auf dem Hofe einen Schweinestall zu bauen. Ich hatte auf dem Boden meines Hauses noch einige Ziegelsteine liegen. Weil ich mich mit diesen nicht unnötig abplagen wollte, ersann ich mir folgende Maschinerie: Aus dem Dach-

fenster schob ich einen Balken hinaus. Auf diesem befestigte ich ein Bälkchen. Über dieses Bälkchen warf ich einen Strick. An das eine Ende des Strickes band ich ein hölzernes Schaffel. Das andere Ende befestigte ich an einem Pflock im Hofe. In das Schaffel lud ich die Ziegelsteine, lief auf den Hof und band den Strick vom Pflocke los. Ich vergaß jedoch, daß die Ziegelsteine schwerer sind als ich. Das Schaffel fuhr hinunter und ich fuhr hinaus. Das vorbeifahrende Schaffel rieb mir die rechte Seite auf. Oben schlug ich mir den Kopf erst an das Bälkchen und dann an den Balken. Durch den Aufprall des Schaffels auf der Erde aber wurde der Boden herausgestoßen, die Ziegelsteine entleerten sich, weshalb das Schaffel leichter wurde als ich. Die Folge war, daß das Schaffel hinauf und ich hinunter fuhr. Das vorbeifahrende Schaffel rieb mir die linke Seite auf. Durch den Fall auf die Erde verrenkte ich mir den Fuß und schlug mir nach ärztlicher Feststellung zwei Rippen entzwei. In der Bewußtlosigkeit, die mich sofort befiel, ließ ich den Strick aus der Hand, – das Schaffel kam herunter und zerschlug mir das Gesicht, eine Reihe Zähne und das Schlüsselbein.

Ich ersuche hiermit vielmals unter Hinweis auf meine langjährige Mitgliedschaft...« usw. usw.

Für mitleidige Herzen sei bemerkt, daß die »Fortuna« dem schwer mitgenommenen Rentier An-

astasius Miller den höchstzulässigen Satz an Unfallvergütung auszahlen ließ.
Damit hat diese *wahre* Geschichte auch noch einen befriedigenden Ausklang gefunden.

Lächelnd geht's leichter

Humor als Medizin genommen

Es sitzt ein Vogel auf dem Leim,
Er flattert sehr und kann nicht heim.
Ein schwarzer Kater schleicht herzu,
Die Krallen scharf, die Augen gluh.
Am Baum hinauf und immer höher
Kommt er dem armen Vogel näher.

Der Vogel denkt: Weil das so ist
Und weil mich doch der Kater frißt,
So will ich keine Zeit verlieren,
Will noch ein wenig Quinquillieren
Und lustig pfeifen wie zuvor.
Der Vogel, scheint mir, hat Humor –

Wilhelm Busch

Max Peinkofer

Die beste Medizin

Ein wahres Begebnis
aus dem alten Niederbayern

Der brave alte Schulmeister Ambros Obesser liegt im Sterben. Es hilft nichts mehr, hat der Herr Doktor gesagt, in einer Viertelstunde ist alles aus und gar! Freilich meint der Todgeweihte schon seit Wochen, daß eine kellerfrische Maß Bier ihm die Rettung oder doch wenigstens starke Linderung des harten Wehtums bringen könnte. Aber der gestrenge Herr Doktor hat ganz entrüstet erklärt, jeder Tropfen Bier wär schlimmstes Gift für den Leidenden und tät ihm auf der Stell sein schwaches Lebensfünklein auslöschen.
Der arme Schulmeister hat sich hinter sein Eheweib gesteckt, hinter den Schulgehilfen, hinter jedes seiner neun Kinder, hinter die Magd, den Pfarrherrn und den Mesner und hat jedes auf das Allerschönste angefleht, sie möchten ihm den erlösenden Trunk reichen. Aber alle haben der Weisung des Arztes gefolgt und dem sterbenskranken Mann, der seiner Lebtag so gern naßge-

futtert hat, jegliches Schlücklein Bier verweigert. –
Nun brennt schon das Sterbekerzlein. Der Herr Pfarrer hat den Schulmeister schön hinübergefertigt in die Ewigkeit, damit ihm ja nichts fehlen kann auf dem dunklen Weg ins Jenseits und drüben auch nichts. Leise weinend und schluchzend und jammernd stehn Weib und Kind und Nachbarsleut am Totenbett und warten auf den bitteren Augenblick, da der Sterbende sein Auge zumachen wird für immer.
Die Girmindl Babett, die alterfahrene Meisterin in allen heiligen Geschäften, hält ihr abgegriffenes Betbüchl bereit, um zur rechten Zeit, kräftig und alle bösen Mächte erfolgreich beschwörend, mit den Sterbegebeten einzusetzen, die dem Schulmeister sein Lebensrestlein erleichtern und seine brave Seele sicher in den Himmel geleiten sollen, wo er dann ewig die Orgel spielen und das Gloria singen kann, grad so meisterhaft wie auf Erden.
Man kennt es deutlich, daß es im nächsten Augenblick zu Ende gehen wird mit dem verdienstreichen Schulmann, Orgelherrn, Kirchensänger und Gemeindeschreiber Ambros Obesser, der sich plagen hat müssen sein ganzes Leben lang und schon recht gehabt hat, wann er sich jeden Abend einen ausgiebigen Dämmerschoppen vergönnt hat bei seinem Freund, dem Bräu. Was hätte denn der Mann sonst für Licht-

blicke gehabt in diesem Tale der Tränen und Mühen!

Völlig gleichgültig liegt Ambros Obesser da auf dem Todeslager, ganz elend und ganz müd, und gibt kein Zeichen mehr von sich. Bloß hin und wieder greift er mit seinen welken Händen wie irr auf dem Tuchent herum. Dann reißt er auf einmal ganz gach die Augen auf und schaut ganz geschreckt in eine unsichtbare, weltentrückte Ferne.

Die Schulmeisterin schaut die Girmindl Babett an, die Babett schaut die Schulmeisterin an, nickt zufrieden, tritt näher an das Bett und hebt an mit geschäftiger, knarrender und schriller Stimme, die nichts verrät von menschlicher Teilnahme, die Sterbegebete zu sprechen. Mitten in der Litanei ist sie schon, und wie sie gerade den Himmel anruft, er möchte den Sterbenden schirmen vor dem »nackenden Wurm des Gewissens«, wie sie seit bald dreißig Jahren den »nagenden« Wurm des Gewissens immer wieder aufs neue tauft, da reißt jemand ungestüm und wild die Tür des Sterbegemaches auf.

Herein stürzt der Bräu Ferdinand Wieninger, dem Schulmeister sein Freund, mit dem er so manches Mäßlein und Fäßlein getrunken hat. Er trägt einen wohlgefüllten Maßkrug in der Hand, tritt ganz nahe hin zu dem Absterbenden, schiebt alle Umstehenden von sich weg und sagt: »Schulmeister, wanns schon dahingeht mir dir, dann ist es ein Ding! Eigens zwegen dir hab ich schnell das letzte Fasserl Märzenbier anzapft! Und jetzt trinkst noch einmal gehörig, es wird dir gut tun! Drüben in der Ewigkeit sollen sie mir ja nicht sagen, daß wir dich hätten durstig fortgehen lassen von der Welt! – So, Ambros, trink jetzt nur und zieh fest an! Am End schreckt sich der Tod und rennt auf und davon!«

Entrüstet und entsetzt will die Schulmeisterin den Eindringling, den grausamen, zurückweisen. Aber ein Bräu ist ein Bräu und hört einen Pfifferling auf die Weiberleut. Ganz erschrocken tut auch die Mutter vom nackenden Wurm des Gewissens, und sie schlägt ein Riesenkreuz nach dem andern auf die Vorderseite ihrer zaundürren Körperschaft, damit sie wieder gutmache, was der gotttlose Mann da verbricht, der sie mitten in den allerwichtigsten und allerheiligsten Gebeten stört und dem Tod ins Handwerk pfuschen will.

Leiser wird alles Weinen und alles Jammern und man wartet darauf, was nun der Sterbende tun wird. Langsam, ganz langsam und mit Aufwand aller Kraft dreht jetzt der Herr Schulmeister sein müdes Haupt seinem lieben alten Freund und Zechgenossen, dem gescheiten, edlen und gütigen Bräu zu, der immer gewußt hat, was sich gehört, und dem kein Mensch ein dummes Stückl nachsagen kann.

Die Augen des Todgeweihten öffnen sich zö-

gernd, leuchten auf einmal auf in einem überirdischen und wunderbaren Glanz; ein seliges Lächeln legt sich über seine Züge, eine feine Röte über das Antlitz, und die trockenen blauen Lippen bemühen sich, etwas zu sagen.
»Jetzt darf er schon in den Himmel hineinschauen!« versichert die weise Girmindl Babett.
»Jetzt möcht er schon mit den Engeln reden! – Jetzt darfst aber auf der Stell weggehen, Bräu, mit deinem Teufelstrank! – Laß mich dafür hin ans Bett, daß ich seiner armen Seel hinüberhelfen kann in die ewige Glorie! Ich bin daherbestellt und nicht du!«
»Zurück!« befiehlt der Bräu. »Zurück, alte Schebern, und laß diese Sache da unter uns Männern ausmachen! Zurückgehst!« ruft er noch einmal, als ihn die Gehilfin des Todes am Rockflügel packen und ihn wegziehen will von seinem armen Spezi.
»Weg gehst mir!« fährt er sie noch einmal an. »Der Mann da ist mein Freund, und dem will ich beistehen in seiner letzten Stund! Wann er dich sieht, meint er am End, dem Teufel seine Großmutter wär schon da um ihn!«
Dann wendet er sich wieder voll warmer Herzlichkeit an seinen Freund: »So, Ambroserl, ich bin da, der Bräu, der Ferdl! Ich hab' dir was mitbracht, die allerbeste Medizin! Die hat mehr Taug wie das ewige Dokteriern und das Apothekerglump! Trink, Schulmeister, trink, laß dirs

nur schmecken! Ein Märzenbier ist es, ganz frisch anzapft! Und wann dir dies Trankerl niemand vergönnt, ich vergönn dirs! Prost, Ambros, Prost!«

Mühselig richtet sich der Sterbende ein wenig auf aus seinem Schmerzenslager; gierig greift er mit schwachen Armen nach dem überschäumenden Keferloher, den ihm sein Freund und bester Guttäter liebevoll an den bleichen Mund führt; wunderselig faßt er den Krug und lächelt so glücklich, gar nicht zu sagen.

Die Frau Schulmeisterin, die neun Kinder, der Schulgehilfe, alle anderen Schmerzerfüllten – niemand bringt es übers Herz, dem Manne die allerletzte irdische Erquickung zu versagen. Wie Rührung und Andacht überkommt es sie, wie nun der Schulmeister mit einem Male den Krug mit eigenen festen Händen umklammert, sodaß er die Beihilfe des Bräus entbehren kann. Ganz allein vermag er die süße Last zu tragen.

Dann tut Ambros Obesser, der Todgeweihte, einen langen, langen Zug. Immer höher hebt er das Geschirr, immer höher. Die fromme Girmindl Babett traut sich fast nimmer hinschauen, so viel Sündhaftes spielt sich da ab auf diesem Sterbelager. Ununterbrochen schlürft der Schulmeister, bis endlich der Maßkrug ganz steil nach oben ragt und völlig geleert ist.

Tiefgerührt und tiefbeglückt steht der Bräu da, wieder einmal erkennend, was sein Bier Großes

und Wunderkräftiges zu leisten vermag. Da richtet sich der Schulmeister plötzlich ganz riegelsam auf aus Tuchent und Kopfhaupten, reicht seinem Freund mit neugewonnener Kraft den leeren Krug zurück, schaut mit forschenden Augen hinweg über die Umstehenden und sieht die brennende Sterbekerze. Rasch netzt er Daumen und Zeigefinger der rechten Hand, ertötet mit freudigem Griff die jämmerliche Flamme und sagt: »Des Lichtl brauch ich nimmer, denn jetzt werd ich wieder! Des Bierl hat mich wieder zammgerichtet! Hat mir ja eh nichts gefehlt wie ein gutes Maßerl! Aber der damische Dokter der ...! Ha, ist das eine Guttat gewesen! Jetzt hätt ich noch einen Planger (Verlangen) auf eine zweite Maß! Die erste allein hat Zeitlang, Ferdl!« – –
Alles staunt. Voraus die Girmindl Babett, die ihr abgegriffenes Betbüchl zuschlägt vor lauter Wut und verärgert ihr dürres Haupt schüttelt. Ein schönes Sümmchen entgeht ihr mit dieser unglaublichen Auferstehung! Die Frau Schulmeister schlägt verwundert die Hände zusammen, und der Herr Schulgehilfe putzt sich seinen Zwicker und spricht mit unterrichtsüblicher Betonung: »Ein Bier ist halt ein Bier, und man soll dem Menschen das nicht versagen, was seine Natur verlangt!«
»Recht habens, Herr Kollega!« stimmt ihm Meister Ambros Obesser bei mit einer verjüngten Stimme, die nichts mehr verrät von Krankheits-

pein und Sterbensnot. Und dann wendet er sich wieder seinem Lebensretter, seinem besten Freund, dem Bräu Ferdinand Wieninger zu, und dankt mit aller Herzlichkeit: »Ferdl, das vergeß ich dir ewig nicht! Dein Bierl wirkt halt Wunder! Das könnt noch Tote auferwecken!« – – –

Das ist geschehen anno 1873, wie der große Wind gegangen ist. Eine Zeit später, da man schrieb 1895, da ist im Herbst unser guter Schulmeister Ambros Obesser wirklich und tatsächlich gestorben. Denn dableiben darf niemand auf dieser buckligen Welt. Gutding zwanzig Jahrl hat also unser Mann noch gelebt und verdankt hat er diese reichen Gnadenjahre dem Bier, der allerbesten Medizin.

Daß diese Geschichte wahr ist, bezeugt ein wohlbekannter Münchner Professor, der sich stolz als der Enkel jenes wunderbar vor dem Tode erretteten Mannes aus dem wälderischen Anteil Niederbayerns bekennt. Und als er mir das erzählt hat, sind wir auch gerade beim Krug gesessen und haben uns gelabt an einem Bierl, das ebenfalls Wunder tun könnte, wann grad eins vonnöten gewesen wär.

August Leiß

Das Preisrätsel

Die Zeitung hat ein Preisrätsel gebracht und damit wie überall auch in Dirnberg große Aufregung und einen mächtigen Wirbel verursacht. Die Leut waren ganz wepsig und die Wellen der Wißbegierde gingen »haushoch«. Politische Ereignisse, Verlobungsnachrichten, ja sogar Sportberichte – alles trat dagegen zurück. Nur das Rätsel interessierte.
Wegen dieser oder jener Frage kam es sogar zu Hader und Zwietracht. Wenn die einen behaupteten, die Kirche von Frage dreiunddreißig sei Birkenstein, dann schrien die andern, das sei ein blöder Schmarrn und das sehe ein Blinder, daß es das Kircherl auf dem Petersbergerl sei – und der Tatzelwurm sei kein Wurm, sondern eine Schlange, während wieder andere schwörten, er sei auch keine Schlange, sondern ein Säugetier und sie hätten selber schon einen gesehen. Und so gings mit jeder Frage hin und her und der Streit ist immer hitziger geworden und am Ende sind drei Verlobungen und ein Maßkrug zerbrochen, letzterer aber nur deshalb, weil der »Betroffene« als Niederbayer einen harten Schädel hatte.

Aber das Rätsel hatte auch erfreuliche Folgen. Fragt nur den Zipfer Xaver, der den ersten Preis gewonnen hat. Er ist Portier, auf deutsch Hausl, beim Bärenwirt in Dirnberg und wegen seiner groben Ausdrucksweise weit und breit berühmt. Er ist kein Gelehrter und konnte also nicht so mir nichts, dir nichts wissen, wo König Attilas Schwert aufbewahrt wird, nach dem auch gefragt war. Aber er hat Augen und Ohren und zur rechten Zeit aufgemacht, hat sich nach Feierabend in die Gaststube zu den gescheiten Leuten hingesetzt und auf diese Weise die meisten Antworten derlurt. Freilich, Glück hat er noch dazu gehabt, ja, arg viel Glück... aber wenn auch seine lieben Mitbürger hintennach gesagt haben: »I möcht bloß wissn, wia der Depp zu dem ersten Preis 'kommen is?«, so änderte das doch nichts an der Tatsache, daß der Xaver den ersten Preis, einen achttägigen Aufenthalt in einem bayerischen Kurort, gekriegt hat.

Er hätte sich ja auch was anderes raussuchen können, etwa die goldene Schnupftabakdose mit dem König Ludwig II. drauf – oder eine Dauerkarte ins Heimatmuseum – oder das herrliche Buch »Philosophische Probleme der Gegenwart« ... aber nein, der Xaver hat sich grad auf den Kuraufenthalt kapriziert, weil er es auch einmal ausprobieren möcht, wie es ist, wenn man acht Tage dem Herrgott die Tage abstehlen und faulenzen und sichs wohl sein lassen darf.

Aber wo werden sie ihn hinschicken? Vielleicht in ein Grandhotel in Garmisch, wo er sich ausnehmen tät wie ein Spatz unter lauter Paradiesvögeln. Aber riskiern tut ers, also fahrt er, wie er von der Zeitung die frohe Botschaft kriegt, gleich in die Stadt und laßt sich einweisen.
Ah, da legst dich nieder! Schicken sie ihn pfeilgrad zum Bärenwirt von Dirnberg, bei dem er Hausl ist. Ah! da schau her! Da hat sein Herr kein Sterbenswörtl geschnauft, daß er den Preis gestiftet hat und jetzt kriegt er seinen eigenen Hausl als Kurgast. Na, der wird schauen!
Vorderhand tut der Xaver daheim und im Dorf keinen Muckser, daß er derjenige ist, welcher – aber am Montag früh steht er im Sonntagsgewand solang im Haus herum, bis ihn endlich der Wirt erwischt und anpfeift: »No, Xaver, möchst du vielleicht heut blau macha ... oder spinnst a bißl, weilst in der Montur am hellichten Montag umananderlaffst?«
Der Hausl sagt gar nichts, zieht seine Anweisung heraus und überreicht sie dem Chef. Der liest sie, sagt nur »Blutsa!« und setzt sich auf den nächsten Stuhl. Aber was hilft alle Reue, jetzt ists schon so. Also kriegt der Xaver als Hausl Urlaub, ist Kurgast und wohnt im schönsten Zimmer. Nobel, nobel! Jetzt freut ihn erst der Preis, besonders, wenn er das saure Gesicht seines Herrn anschaut. Er steht um neune rum auf, nimmt ein Bad (Herrgott, ist das eine Wohltat!), frühstückt

gemütlich und reichlich, geht dann wie ein rechter Kurgast spazieren oder sitzt auf den Bänken der Umgegend herum. Ganz hüsch, jawohl ... aber er wird beim Kurverein beantragen, daß noch mehr Bänke aufgestellt werden ... und zwar bequemere. Oder er schaut den Einheimischen bei der Arbeit zu und das tut er besonders gern, weil er weiß, daß die sich darüber scheckig ärgern. Dann schreitet er zufrieden zum Mittagessen, bei dem er den Grundsatz befolgt: Nur dem Wirt nichts geschenkt! und schlaft nachher ein Stünderl oder zwei (ein Genuß sondergleichen!) und dann wirds Zeit zum Kaffee. Nachher geht er wieder ein wenig im Ort herum, freut sich herzhaft über den Neid der Mitbürger und beschließt den Tag mit einem soliden Abendessen und ein paar Maß Bier.

Aber auch der Xaver muß erfahren, daß die schönen Tage verflucht schnell vergehen und ehe er das feine Leben richtig gewöhnt ist, steht er schon wieder als Hausl unterm Tor und giftet sich gräuslich über die Bluatsfaulenzer, die inzwischen als Gäste eingetroffen sind und an denen der Wirt bedeutend mehr Freude hat als an ihm. Aber schön wars doch und es hat den Kurgast a. D. Xaver Zipfer nie gereut, daß er nicht die König-Ludwig-Dose genommen hat oder die »Philosophischen Probleme der Gegenwart«.

Die Rigifahrt

Als Johann Peter Hebel nach den bittern Jahren der Entbehrungen und Not sein erstes Geld verdiente, wollte er sich endlich einen Wunsch erfüllen, den er schon lange gehegt hatte. Er reiste von Karlsruhe, wo er damals Präzeptor am Gymnasium und Subdiakon war, in die Schweiz, um dort den Rigi zu besteigen.
An Barschaft besaß Hebel vierzig Gulden. Für jeden Tag genau berechnet, steckten zwanzig von den silbernen Münzen für die Hinfahrt in seiner rechten Westentasche und zwanzig für die Rückfahrt in der linken.
Sorglos zog er denn seines Wegs, bald in der Postkutsche, bald zu Fuß; und vor lauter Zufriedenheit und Wanderglück grüßte er alle Leute, die ihm begegneten, so beflissen, als wäre er noch immer der arme Häuslerbub, den die Mutter mit den Worten »Peter, zieh's Chäppli ra, 's chünt a Herr!« dazu angehalten hatte, wenn er mit ihr von Basel nach Hausen oder Schopfheim gelaufen war.
Am Abend des fünften Reisetages langte Hebel am Fuße des Rigi an. Der Berg reckte sein mächtiges Haupt über den Zuger See blau gegen das weiße Gemäuer der Alpen empor. Es war noch

ein Tagesmarsch bis zu seinem Gipfel mit der berühmten Aussicht, und Hebel freute sich schon auf den Aufstieg.

Als er aber dann in der Herberge sein Abendbrot verzehrte und bezahlen wollte, merkte er mit Bestürzung, daß seine rechte Westentasche leer war. Wo waren die letzten Münzen geblieben? Sollte er sich unterwegs verrechnet haben? Kopfschüttelnd mußte er schließlich in die linke Tasche greifen; und soviel er auch grübelte, was half's? Die Gulden waren auf Heller und Pfennig eingeteilt; und so sandte er am nächsten Morgen nur wehmütige Blicke zum Rigi hinüber und trat kurz entschlossen den Heimweg an, ohne den Berg seiner Sehnsucht erklommen zu haben. Ihm war, als hätte sich der Böse wie ein Wächter davor gestellt . . .

Es ging dabei wirklich nicht mit rechten Dingen zu; denn siehe, als der Präzeptor und Subdiakon Johann Peter Hebel einen Tag später auf die Idee kam, die ein anderer vielleicht schon an Ort und Stelle gefaßt hätte, sein Geld in der linken Westentasche zu zählen, da steckten hier akkurat die vier Gulden mehr drin, die ihm am Fuße des Rigi in der rechten gefehlt hatten. Aber nun war's für eine Umkehr zu spät.

»Vielleicht sollte es so sein«, sagte Hebel, der alemannische Dichter immer, wenn er später in Karlsruhe auf das Erlebnis zu sprechen kam. »Ich würde den Rigi, meinen alten Traumberg, wohl gern bestiegen haben. Aber es ist am Ende gar nicht gut, wenn sich unsere Sehnsucht immer erfüllt; denn eigentlich sind es doch nur die offen gebliebenen Wünsche, die unser Leben in Spannung und Atem halten...«

Konrad Lorenz

Der Zaun

Unsere »Gitter-Geschichte« handelt von meinem alten Bully und seinem Feinde, einem weißen Spitz. Dieser bewohnte ein Haus, dessen langgestreckter und schmaler Vorgarten gegen die zur Donau führende Dorfstraße von einem grünen Lattenzaun abgegrenzt war. Längs dieses etwa dreißig Meter langen Zaunes pflegten die beiden Helden unter wütendem Gebell hin und her zu galoppieren, wobei sie an den Wendepunkten kurz anhielten und einander mit allen Gebärden und Lauten höchster Wut bedrohten und beschimpften. Nun geschah jedoch eines Tages etwas für beide Hunde Peinliches und Überraschendes: Der Zaun wurde gründlich überholt und zu diesem Zwecke teilweise fortgenommen. Die bergwärts liegenden fünfzehn Meter waren noch da, die donauwärts gelegene Hälfte des Zaunes fehlte. Nun kam ich mit meinem Bully vom Berge herab die Dorfstraße entlanggegangen. Der Spitz sah uns natürlich schon von weitem und erwartete uns knurrend und zitternd vor Erregung in der obersten Ecke des Vorgartens. Zunächst entspann sich, wie immer, ein stationäres Schimpfduell am oberen Ende des Zaunes, dann aber rasten beide, diesseits und jenseits der Latten, zu ihrem üblichen Frontgalopp los. Und nun geschah das Erschreckende: sie rannten über die Stelle, von der ab der Zaun fehlte, hinaus und bemerkten sein Fehlen erst, als sie in der unteren Ecke des Gartens, also dort, wo ein neuerliches Schimpfduell vorgeschrieben war, hielten. Da standen nun die beiden Helden mit gesträubten Haaren und gefletschten Zähnen und hatten keinen Zaun! Schlagartig verstummte ihr Bellen. Zögerten sie, überlegten sie? Nein. Wie *ein* Hund machten sie kehrt, rasten Flanke an Flanke nach dem Teil des Gartens zurück, wo der Zaun noch stand, und bellten wutbeflissen weiter.

Joseph Roth

Kaisermanöver

In dem Dorfe Z., nicht mehr als zehn Meilen von der russischen Grenze entfernt, bereitete man dem Kaiser das Quartier in einem alten Schloß. Er hätte lieber in einer der Hütten gewohnt, in denen die Offiziere untergebracht waren. Seit Jahren ließ man ihn nicht richtiges Militärleben genießen. Ein einziges Mal, eben in jenem unglücklichen italienischen Feldzug, hatte er zum Beispiel einen echten, lebendigen Floh in seinem Bett gesehen, aber niemandem was davon gesagt. Denn er war ein Kaiser, und ein Kaiser spricht nicht von Insekten. Das war damals schon seine Meinung gewesen.
Man schloß die Fenster in seinem Schlafzimmer. In der Nacht, er konnte nicht schlafen, rings um ihn aber schlief alles, was ihn zu bewachen hatte, stieg der Kaiser im langen, gefalteten Nachthemd aus dem Bett und sachte, sachte, um keinen zu wecken, klinkte er die hohen, schmalen Fensterflügel auf. Er blieb eine Weile stehen, den kühlen Atem der herbstlichen Nacht atmete er und die Sterne sah er am tiefblauen Himmel und die rötlichen Lagerfeuer der Soldaten. Er hatte

einmal ein Buch über sich selbst gelesen, in dem der Satz stand: »Franz Joseph der Erste ist kein Romantiker.« Sie schreiben über mich, dachte der alte Mann, ich sei kein Romantiker. Aber ich liebe die Lagerfeuer. Er hätte ein gewöhnlicher Leutnant sein mögen und jung. Ich bin vielleicht keineswegs romantisch, dachte er, aber ich möchte jung sein! Wenn ich nicht irre, dachte der Kaiser weiter, war ich achtzehn Jahre alt, als ich den Thron bestieg. »Als ich den Thron bestieg«, dieser Satz kam dem Kaiser sehr kühn vor, in dieser Stunde fiel es ihm schwer, sich selbst für den Kaiser zu halten. Gewiß! Es stand in dem Buch, das man ihm mit einer der üblichen, ehrfurchtsvollen Widmungen überreicht hatte. Er war ohne Zweifel Franz Joseph der Erste! Vor seinem Fenster wölbte sich die unendliche, tiefblaue, bestirnte Nacht. Flach und weit war das Land. Man hatte ihm gesagt, daß diese Fenster nach dem Nordosten gingen. Man sah also nach Rußland hinüber. Aber die Grenze war selbstverständlich nicht zu erkennen. Und Kaiser Franz Joseph hätte in diesem Augenblick gern die Grenze seines Reiches gesehen. Sein Reich! Er lächelte. Die Nacht war blau und rund und weit und voller Sterne. Der Kaiser stand am Fenster, mager und alt, in einem weißen Nachthemd und kam sich sehr winzig vor, im Angesicht der unermeßlichen Nacht.

Der letzte seiner Soldaten, die vor den Zelten patrouillieren mochten, war mächtiger als er. Der letzte seiner Soldaten! Und er war der Allerhöchste Kriegsherr! Jeder Soldat schwor bei Gott, dem Allmächtigen, Kaiser Franz Joseph dem Ersten Treue. Er war eine Majestät von Gottes Gnaden, und glaubte an Gott, den Allmächtigen. Hinter dem goldbestirnten Blau des Himmels verbarg er sich, der Allmächtige – – unvorstellbar! Seine Sterne waren es, die da am Himmel glänzten, und Sein Himmel war es, der sich über der Erde wölbte, und einen Teil der Erde, nämlich die österreichisch-ungarische Monarchie, hatte Er Franz Joseph dem Ersten zugeteilt. Und Franz Joseph der Erste war ein magerer Greis, stand am offenen Fenster und fürchtete, jeden Augenblick von seinen Wächtern überrascht zu werden. Die Grillen zirpten. Ihr Gesang, unendlich wie die Nacht, weckte die gleiche Ehrfurcht im Kaiser wie die Sterne. Zuweilen war es dem Kaiser, als sängen die Sterne selbst. Es fröstelte ihn ein wenig. Aber er hatte noch Angst, das Fenster zu schließen, es gelang vielleicht nicht mehr so glatt wie früher. Seine Hände zitterten. Er erinnerte sich, daß er vor langer Zeit schon Manöver in dieser Gegend besucht haben mußte. Auch dieses Schlafzimmer tauchte aus vergessenen Zeiten wieder empor. Aber er wußte nicht, ob zehn, zwanzig oder mehr Jahre seit damals verflossen waren. Ihm war, als schwämme er auf dem Meer der Zeit – nicht einem Ziel entgegen, sondern regellos auf der Oberfläche herum, oft zurückgestoßen zu den Klippen, die er schon gekannt haben mußte. Eines Tages würde er an irgendeiner Stelle untergehen. Er mußte niesen. Ja, sein Schnupfen! Wenn er nur niemanden geweckt hatte! Er lauschte. Nichts rührte sich im Vorzimmer. Vorsichtig schloß er wieder das Fenster und tappte mit seinen mageren Füßen zum Bett zurück. Das Bild vom blauen gestirnten Rund des Himmels hatte er mitgenommen. Seine geschlossenen Augen bewahrten es noch. Und also schlief er ein, überwölbt von der Nacht, als läge er im Freien.

Er erwachte wie gewöhnlich, wenn er »im Felde« war (und so nannte er die Manöver), pünktlich um vier Uhr morgens. Schon stand sein Diener im Zimmer. Und hinter der Tür warteten schon, er wußte es, die Leibadjutanten. Ja, man mußte den Tag beginnen. Man wird den ganzen Tag kaum eine Stunde allein sein können. Dafür hatte er sie alle in dieser Nacht überlistet und war eine gute Viertelstunde am offenen Fenster gestanden. An dieses schlau gestohlene Vergnügen dachte er jetzt und lächelte. Er schmunzelte den Diener und den Burschen an, der jetzt eintrat und leblos erstarrte, erschreckt vom Schmunzeln des Kaisers, von den Hosenträgern Seiner Majestät, die er zum erstenmal in seinem Leben sah, von dem noch wirren, ein bißchen verknäuelten

Backenbart, zwischen dem das Schmunzeln hin und her huschte, wie ein stilles, müdes und altes Vögelchen, vor der gelben Gesichtsfarbe des Kaisers und vor der Glatze, deren Haut sich schuppte. Man wußte nicht, ob man mit dem Greis lächeln oder stumm warten sollte. Auf einmal begann der Kaiser zu pfeifen. Er spitzte wahrhaftig die Lippen, die Flügel seines Bartes rückten ein bißchen aneinander, und der Kaiser pfiff eine Melodie, eine bekannte, auch ein wenig entstellte Melodie. Es klang wie eine winzige Hirtenflöte. Und der Kaiser sagte: »Das pfeift der Hojos immer, das Lied. Ich wüßt' gern, was es ist!« Aber beide, der Diener und der Leibbursch wußten es nicht; und eine Weile später, beim Waschen, hatte der Kaiser das Lied schon vergessen.

Es war ein schwerer Tag. Franz Joseph sah den Zettel an, auf dem der Tagesplan aufgezeichnet war, Stunde für Stunde. Es gab nur eine griechische Kirche im Ort. Ein römisch-katholischer Geistlicher wird zuerst die Messe lesen, dann der griechische. Mehr als alles andere strengten ihn die kirchlichen Zeremonien an. Er hatte das Gefühl, daß er sich vor Gott zusammennehmen müsse wie vor einem Vorgesetzten. Und er war schon alt! Er hätte mir so manches erlassen können! dachte der Kaiser. Aber Gott ist noch älter als ich, und seine Ratschlüsse kommen mir vielleicht genauso unerforschlich vor, wie die meinen den Soldaten der Armee! Und wo sollte man da hinkommen, wenn jeder Untergeordnete seinen Vorgesetzten kritisieren wollte! Durch das hohe, gewölbte Fenster sah der Kaiser die Sonne Gottes emporsteigen. Er bekreuzigte sich und beugte das Knie. Seit undenklichen Zeiten hatte er jeden Morgen die Sonne aufgehen sehen. Sein ganzes Leben lang war er beinahe immer noch vor ihr aufgestanden, wie ein Soldat früher aufsteht als sein Vorgesetzter. Er kannte alle Sonnenaufgänge, die feurigen und fröhlichen des Sommers und die umnebelten späten und trüben des Winters. Und er erinnerte sich zwar nicht mehr der Daten, nicht mehr an die Namen der Tage, der Monate und der Jahre, in denen Unheil oder Glück über ihn hereingebrochen waren; wohl aber an die Morgen, die jeden wichtigen Tag in seinem Leben eingeleitet hatten. Und er wußte, daß dieser Morgen trübe und jener heiter gewesen war. Und jeden Morgen hatte er das Kreuz geschlagen und das Knie gebeugt, wie manche Bäume jeden Morgen ihre Blätter der Sonne öffnen, ob es Tage sind, an denen Gewitter kommen oder die fällende Axt oder der tödliche Reif im Frühling oder aber Tage voller Frieden und Wärme und Leben.

Der Kaiser erhob sich. Sein Friseur kam. Regelmäßig, jeden Morgen, hielt er das Kinn hin, der Backenbart wurde gestutzt und säuberlich gebürstet. An den Ohrmuscheln und vor den Naslöchern kitzelte das kühle Metall der Schere. Manchmal mußte der Kaiser niesen. Er saß heute vor einem kleinen ovalen Spiegel und verfolgte mit heiterer Spannung die Bewegung der mageren Hände des Friseurs. Nach jedem Härchen, das fiel, nach jedem Strich des Rasiermessers und jedem Zug des Kammes oder der Bürste sprang der Friseur zurück und hauchte: »Majestät!« mit zitternden Lippen. Der Kaiser hörte dieses geflüsterte Wort nicht. Er sah nur die Lippen des Friseurs in ständiger Bewegung, wagte nicht zu fragen und dachte schließlich, der Mann sei ein wenig nervös. »Wie heißen's denn?« fragte der Kaiser. Der Friseur – er hatte die Charge eines Korporals, obwohl er erst ein halbes Jahr bei der Landwehr Soldat war, aber er bediente seinen Obersten tadellos und erfreute sich aller Gunst seiner Vorgesetzten – sprang mit einem Satz bis zur Tür, elegant wie es sein Metier erforderte, aber auch militärisch, es war ein Sprung, eine Verneigung und eine Erstarrung gleichzeitig, und der Kaiser nickte wohlgefällig. »Hartenstein!« rief der Friseur. – »Warum springen's denn so?« fragte Franz Joseph. Aber er erhielt keine Antwort. Der Korporal näherte sich wieder zaghaft dem Kaiser und vollendete sein Werk mit eiligen Händen. Er wünschte sich weit fort und wieder im Lager zu sein. »Bleiben's noch!« sagte der Kaiser. »Ach, Sie sind Korporal! Dienen's schon lange?« – »Ein halbes Jahr, Majestät!« hauchte der Friseur. – »So, so! Schon Korporal? Zu meiner Zeit«, sagte der Kaiser, wie etwa ein Veteran gesagt hätte, »ist's nie so fix gegangen! Aber, Sie sind's auch ein ganz fescher Soldat. Wollen's beim Militär bleiben?« – Der Friseur Hartenstein besaß Weib und Kind und einen guten Laden in Olmütz und hatte schon ein paar Mal versucht, einen Gelenkrheumatismus zu simulieren, um recht bald entlassen zu werden. Aber er konnte dem Kaiser nicht nein sagen. »Jawohl, Majestät«, sagte er und wußte in diesem Augenblick, daß er sein ganzes Leben verpatzt hatte. – »Na, dann ist's gut. Dann sind Sie Feldwebel! Aber sind's nicht so nervös!« So. Jetzt hatte der Kaiser einen glücklich gemacht. Er freute sich. Er freute sich. Er freute sich. Er hatte ein großartiges Werk an diesem Hartenstein vollbracht. Jetzt konnte der Tag beginnen. Sein Wagen wartete schon.

Quellenangaben

Ludwig Thoma: »Gesammelte Werke«, Piper Verlag, München 1956
Mark Twain: »Die Abenteuer des Tom Sawyer«, Droemersche Verlagsanstalt Th. Knaur Nachf., München 1957
Eugen Roth: »Unter Brüdern«, Carl Hanser Verlag, München
Korfiz Holm: »Farbiger Abglanz«, Nymphenburger Verlagshandlung, München 1947
Roda Roda: »Aus dem großen Roda Roda Buch«, Paul Zsolnay Verlag, Hamburg–Wien 1957
Leo Slezak: »Meine sämtlichen Werke«, Rowohlt Verlag, Hamburg
Ludwig Richter: »Lebenserinnerungen«, Leipzig 1909
Kurt Tucholsky: »Gesammelte Werke«, Rowohlt Verlag, Reinbek bei Hamburg 1961
Karl Heinrich Waggerl: »Das ist die stillste Zeit im Jahr«, Otto Müller Verlag, Salzburg 1956
Joseph Schlicht: »Bayerisch Land und Bayerisch Volk«, Straubing 1875
Sigismund von Radecki: »Das ABC des Lachens«, Rowohlt Verlag, Reinbek bei Hamburg
»Wenn der Rebbe lacht«, Kindler Verlag, München 1970
Giovanni Guareschi: »Don Camillo und Peppone«, Otto Müller Verlag, Salzburg 1948
Manfred Kyber: »Gesammelte Tiergeschichten«, Christian Wegner Verlag, Hamburg

Ludwig Ganghofer: »Damian Zagg«, Droemersche Verlagsanstalt, München o.J.
Ernst Heimeran: »Lehrer, die wir hatten«, Ernst Heimeran-Verlag, München o.J.
Willi Fehse: »Blühender Lorbeer«, Reclam Verlag, Stuttgart 1958
Konrad Lorenz: »So kam der Mensch auf den Hund«, Verlag Dr. G. Borotha-Schoeler, Wien o.J.
Joseph Roth: »Radetzkymarsch«, Verlag Kiepenheuer & Witsch, Köln

Ein Kriminalroman, der ununterbrochen seit 1916 seine Leser begeistert

Eduard Wagner

ALEXA
oder das Drama von Montheron

Roman

Neuauflage 1977, 459 Seiten, Leinen DM 22,50

Lord Stratford Heron, Schloßherr und Titelträger von Montheron, steht unter dem Verdacht und unter der Anklage, seinen Vorgänger und Bruder ermordet zu haben. Er flieht nach Griechenland und lebt dort seit zwanzig Jahren das Los eines Verbannten. Alexa, seine Tochter, ist fest entschlossen, ganz allein und auf eigene Faust die Ehre ihres Vaters wieder herzustellen und aufzudecken, wer der wirkliche Mörder ist. – Ein spannender Kriminalroman!

VERLAG HABBEL REGENSBURG

*Brauchtum und Sitte neu erlebt –
drei fesselnde Romane:*

Josef Maier-Krafft
Die Großmutter von Finkenzell
Eine fröhliche Geschichte aus Altbayern
240 Seiten, illustriert, Leinen DM 18,—

Diese heitere Erzählung spielt in dem Dorf Finkenzell am Fuße des Bayerischen Waldes und in der Residenzstadt München, in vielen Königlich Bayerischen Amtsstuben und Wirtshäusern und in der lieben Vorstadt Au. Heldin ist eine resolute und liebenswerte Großmutter, die es fertigbringt, daß alles nach ihrem Kopf geht. An dieser Geschichte wird jeder seine Freude haben!

Klara Hackelsperger-Rötzer
Die Sonnleitnerin
Roman
2. Auflage, 227 Seiten, Leinen DM 17,80

Klara Hackelsperger, ein echtes Kind von Neukirchen-Heilig-Blut, der bayerisch-böhmischen Grenzwallfahrt mit ihrem bunten Leben, schildert in ihrer »Sonnleitnerin« das Leben einer großen Bauernmutter. Beeindruckend erzählt die Verfasserin von Land und Leuten, Sitten und Brauchtum ihrer Heimat und gestaltet so tatsächliche Begebenheiten zu einem echten Volksroman.

Maria Nußbaumer
Wenn die Stare kreisen
Ein Rottaler Bauernroman
270 Seiten, Leinen DM 19,80

Im Mittelpunkt dieses Romanes steht die unerbittliche Feindschaft der Bewohner zweier Bauernhöfe. Maria Nußbaumer, die selbst aus dem Rottal stammt, zeichnet das Drama jener bäuerlichen Menschen mit festen, sicheren Strichen. Besonders reizvoll ist, daß man so ganz nebenbei eine Menge über die Volksbräuche im Rottal erfährt.

VERLAG HABBEL REGENSBURG